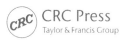

CRC Press
Taylor & Francis Group

上海市卫生和健康发展研究中心

Real-World Evidence in
Drug Development and Evaluation

真实世界证据
用于药品研发和评估

[美] 杨哈里（Harry Yang） [美] 于斌兵（Binbing Yu）◎著

金春林 李 芬◎译

U0247606

复旦大學出版社

前 言 preface

　　随着医疗改革的深化和药品研发激励措施的落实，新药加速上市同时对药物研发工作的质量和效率提出了更高的要求。随机对照临床试验（randomized controlled trial，RCT）一般被认为是评价药物安全性和有效性的金标准，但传统的药物临床试验往往存在实施难度较大、时间成本高昂以及难以外推等问题。

　　真实世界证据（real-world evidence，RWE）是从传统临床试验以外的环境中生成的，来源包括电子健康记录、管理和索赔数据、产品和疾病登记以及患者使用家庭使用或可穿戴设备生成的数据。近年来，如何利用 RWE 评价药物的有效性和安全性，成为国内外药物研发和监管决策中日益关注的热点问题。世界各国的监管机构如美国食品药品监督管理局、欧洲药品管理局、日本药品和医疗器械管理局等对于使用真实世界数据对医疗产品进行安全性评价已经积累了丰富的实践经验。我国系统性开展使用真实世界证据支持药物监管决策的工作尚处于起步阶段，2020 年 1 月 7 日，国家药品监督管理局发布《真实世界证据支持药物研发与审评的指导原则（试行）》，明确了真实世界研究的相关定义、真实世界数据（real-world data，RWD）的来源和适用性、真实世界研究的基本设计、真实世界证据的评价等内容，以指导利用真实世界证据评价药物的有效性和安全性等。此文件的出台，标志着中国的监管机构进一步与全球标准进行对接。

　　本书讨论了 RWD 和 RWE 在药物研发和评估方面的最新进展。本书的撰稿人都是经验丰富的药学从业者，他们提供了广泛的 RWE 观点、机遇、挑战和解决方案。本书共分为 8 个章节，首先介绍了 RWE 在药物研发过程中的作用，强调了 RWE 应用在改变药物研发和商业化方面的潜在机遇和挑战。其次，通过案例生动地向读者分享了如何使用基于人群的癌症登记 RWD 来评估癌症的趋势和负担，介绍了用于分析和呈现癌症统计数据的微链接地图和连接点模型。接着，讨论了使用 RWE 评估药物安全性的贝叶斯方法以及使用贝叶斯方法评估基于 RWD 未观察到的混杂因素的影响。后续，说明了如何使用 RWE 进行承保和支付决策，讨论了付款人和卫生技术评估机构使用 RWE 的趋势、案例研究和指南，回顾了使用倾向得分调整从观察数据推断因果关系的常用策略。最后，介绍了药物研发中利用人工智能和机器学习分析电子健康记录来预测临床结果。我们正处在大数据引导决策的时代，可以利用图像识别、文本识别、语音识别等技术实现异质化的 RWD 的快速结构化；使用大数据分析方法、云储存、云计算等技术，将分散的海量 RWD 整合及快速分析。在新技术的推动下，RWE

一定能在药物研发方向得到更加广泛和深入的应用。

为此，上海市卫生和健康发展研究中心（上海市医学科学技术情报研究所）依托2021年上海市人才发展资金（编号：2021001RC）和首都医科大学国家医疗保障研究院开放性课题：医疗保障大数据挖掘处理新技术及应用案例研究（编号：YB2022B03），邀请国内卫生管理学、卫生经济学、卫生技术评估等专业领域的专家翻译本书。《真实世界证据用于药品研发和评估》旨在通过分享国际从业者在 RWE 应用于药物研发和评估方面的理念和实践经验，结合中国实际，为进一步推动我国 RWE 支持药物监管决策的应用，更科学地为新药注册上市提供有效性和安全性的证据。

谨在此感谢所有为《真实世界证据用于药品研发和评估》中文版翻译做出努力和贡献的专家和人士。 由于校译水平有限、时间仓促、难免谬误，恳请同道与读者不吝指正，万分感激。

金春林　李　芬

目 录 contents

1　真实世界证据改变药物研发:机遇与挑战

[美]杨哈里

章节缩略词表:

真实世界证据(real-world evidence，RWE)

真实世界数据(real-world data，RWD)

随机对照试验(randomized controlled trial，RCT)

食品药品监督管理局(Food and Drug Administration，FDA)

新分子实体(new molecular entity，NME)

物联网(Internet of things，IOT)

实用性临床试验(pragmatic clinical trial，PCT)

自然语言处理(natural language processing，NLP)

人工智能(artificial intelligence，AI)

机器学习(machine learning，ML)

电子健康记录(electronic health record，EHR)

欧洲药品管理局(European Medicines Agency，EMA)

药物警戒风险评估委员会(Pharmacovigilance Risk Assessment Committee，PRAC)

人用药品委员会(Committee for Medicinal Products for Human Use，CHMP)

加拿大卫生部(Health Canada，HC)

药品和医疗器械管理局(Pharmaceuticals and Medical Devices Agency，PMDA)

医学信息数据库网络(Medical Information Database Network，MID‐NET)

完全缓解(complete remission，CR)

部分缓解(partial remission，PR)

诊断程序组合(diagnosis procedure combination，DPC)

上市许可持有人(marketing authorization holder，MAH)

患者报告结局(patient-reported outcomes，PRO)

投资回报率(return on investment，ROI)

1.1 引言

近年来，人们越来越关注真实世界证据（real-world evidence，RWE）在支持药物研发、监管审查和医疗保健决策方面的应用。从真实世界数据（real-world data，RWD）中收集的 RWE 可全面解释和说明关于疾病患病率、创新试验设计、相对有效性和治疗安全性以及健康经济价值。结合随机对照试验（randomized controlled trial，RCT）的证据，RWE 帮助药物研发人员、监管机构和医疗保健提供者做出更明智的决策。RWE 目前处于制药技术创新的最前沿，它打破了药品研发和商业化价值链中证据产生的方式。政府新制订的政策和法律也进一步推动了 RWE 的使用，例如美国的《21 世纪治愈法案》中有条件批准和欧洲的《适应性路径》。在监管决策中利用 RWE 是许多监管机构的重要优先事项。最近由美国食品药品监督管理局（Food and Drug Administration，FDA）发布的指南指出，在合适的条件下，真实世界来源的数据可用于支持监管决策。通过精心设计的研究和恰当的分析得出 RWE 可以提供有效的科学证据，以支持药品的早期批准、标签变更或扩展。在本章中，我们将介绍在药物研发和评估中应用 RWD 和 RWE 所面临的前所未有的机遇和挑战。

1.2 传统药物研发范例

1.2.1 药物研发进展

药物研发是一个复杂、漫长且资源密集的过程。图 1.1 所示为药物研发过程。

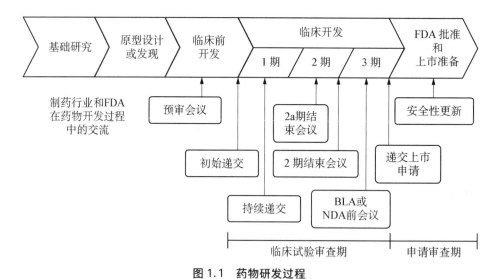

图 1.1 药物研发过程

注：详见 FDA 网站。NDA, new drug application,新药申请；BLA, biologic license application,生物制品许可申请

该过程从药物发现开始,科学家利用化学合成和基因组测序等多种技术来揭示导致疾病的靶点。当发现了新分子实体（new molecular entity，NME）时,则进入临床前开发

阶段，在该阶段将在细胞内和各种动物体内对 NME 进行测试，以确定其安全性和功效。随后遵循公认的范例进入产品开发的临床阶段，其主要目的是产生药物安全性和有效性的证据，以支持监管机构的市场准入。该研究分为 3 个阶段，即Ⅰ期、Ⅱ期和Ⅲ期试验，重点分别是：①临床药理学和早期安全性，②目标患者群体的疗效评估，③药物的安全性和有效性。市场准入后，可能需要进行 IV 期研究，即准入后试验，旨在更好地了解与产品相关的潜在的长期不良影响或罕见不良事件。这项上市后的评估再次从基于受控环境的临床研究中获得了有价值的见解。将受试者随机分配为治疗组或对照组的机制通常称为 RCT。随机化可排除潜在混杂因素的影响，并确保各组患者具有可比性。为确保治疗依从性，需要密切跟踪研究中的患者。此外，申办者、患者和研究者在内的医学监测人员均对患者的治疗方法遵从盲法原则，并且需要预先制订数据分析方法。这些措施共同确保了研究设计和结论的内部有效性。

1.2.2 传统随机对照试验的局限性

RCT 一直是评估药物安全性和有效性的金标准。RCT 的证据生成过程符合监管机构的期望。但是，RCT 方法学存在局限性。首先，RCT 的结果可能缺乏外部有效性，因为不同于常规临床实践，RCT 需要在严格控制的实验条件下进行。因此，RCT 往往只能提供药物疗效的估计值，而不是真实世界中疗效的真实度量，导致临床试验中的疗效与药物在临床实际使用的疗效之间存在差距。造成差距的因素包括患者的依从性、年龄、合并症、伴随用药等。由于这些差异，RCT 的发现并不能完全认为是该产品在真实环境中的作用。其次，由于医疗费用的上涨，支付方的医疗保健决策需要平衡新疗法的成本和收益。然而，要证明支付的合理性，要先证明医疗产品的价值，但传统 RCT 存在性能和有效性之间的差异，因此提供的信息很少。对于根据单臂研究、替代终点或短期结局获得批准的药品，这种差距更大。最后，由于患者群体的异质性，不同患者针对同一疗法的反应不尽相同，患者和医生均需要了解该治疗对单个患者的潜在影响。在传统的临床试验中，通过比较治疗组和对照组的平均结局来确定治疗的有效性和安全性。因此，它没有提供针对每个患者的疗效和安全性的评估。许多研究人员指出，传统临床研究产生的证据无法指导患者、医生和卫生系统做出真实世界决策。Hand（2009）强调："临床医生的目的并不是要弄清药物 A 是否'平均'优于药物 B，而是要做出为下一个走进诊室的患者开哪种药的决定，也就是为了个人"。

1.3 真实世界数据和真实世界证据

1.3.1 真实世界数据

RWD 可以从电子健康记录（electronic health record，EHR）、保险给付记录、产品和疾病登记表、门诊或家庭使用环境中与患者相关的活动以及健康监控中得出。由于数字技术的进步，也可以通过社交媒体和可穿戴设备获取 RWD。患者可以通过这些数据全面了解自己的健康状况，提高患者的治疗依从性，加强相关机构的疾病管理能力。

RWD 通常由异质患者群体的观察结果组成，不受常规 RCT 的数据约束。由于数据来源多样，而非在控制良好的实验环境中收集，因此它们很可能是无结构的、异构的、复杂的和多变的。图1.2显示了RWD的各种来源。数据源是非结构化且混乱的,并以自由文本形式描述。RWD有可能推动医疗保健模式从"疾病药物"向"人体工程学"转变,在此过程中,将根据患者和疾病的特点对医疗模式进行个性化设置。实现RWD潜力的关键是使用高质量的数据、有效的统计方法和清晰的分析方法,这些方法可以从大量不同的数据中综合信息,下文将详细阐述。

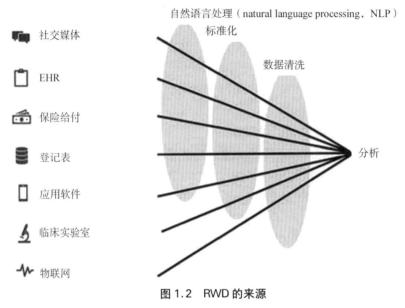

图1.2　RWD的来源

注:物联网(Internet of things,IOT)是指连接到Internet并收集和共享数据的物理设备

1.3.2　真实世界证据

RWE是关于医学产品的用途以及潜在获益或风险的临床证据,该医学证据来自多种来源RWD的分析(图1.3)。RWE补充并增强了RCT的证据,并为整个产品生命周期的决策提供信息。RWE的有效性不仅取决于RWD的质量,还取决于研究设计的稳健性和统计分析的恰当性。

现在已经尝试将RCT与观察性研究相结合。例如,实用性临床试验(pragmatic clinical trial,PCT)在观察研究中利用随机化来产生高质量的RWE。这样的研究可以以更小的成本和时间证明药物有效性。目前已有PCT应用的指导,如PRECIS-2网站提供了PCT规划和实施工具包。历史临床试验或RWD来源的对照数据还可减轻混杂因素的影响,并使RWD误差最小化,从而改善RWE的质量。此外,RWE还可衍生于混合设计,混合设计结合了临床有效性和研究实施的设计要素。Zhu等(2020)讨论了设计混合试验的考虑因素以及将混合试验纳入临床计划的策略。

由于技术的进步,通常可以利用自然语言处理(natural language processing,NLP)、人工智能(artificial intelligence,AI)和机器学习(machine learning,ML)等工具来提取非结构化来源中的自由文本中的数据、处理爆炸式增长的RWD,从而生成可靠的RWE以满足对科研的需求。相关机构为充分利用RWD,需要组建一个数据分析能力

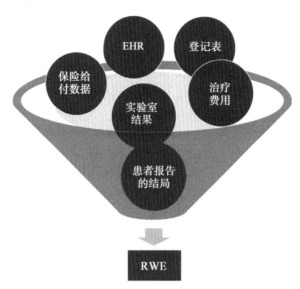

图 1.3　各种来源的 RWD 生成 RWE

强的多学科复合型人才团队,包括数据专家、分析专家等,来提高内部生成及分析 RWE 的能力。

1.3.3　RWE 和 RCT 结果的差异

RWE 在许多方面与 RCT 的结果不同。RCT 的主要目的是为新疗法的有效性和安全性提供证据,它是在高度受控的环境中,在一组根据纳入标准和排除标准选择的相对同质的群体中进行的。RCT 的结果变化较小,因此可以有效地检测出治疗组和对照组之间的显著差异。但是,如前所述,RCT 的结果不一定在现实环境中有效,因为研究中的受试者可能无法代表整个人群。相反,RWE 可用于显示现实环境中各种情况下的治疗效果。表 1.1 主要显示了 RCT 和 RWE 的差异。此外,从 RWD 中提取的 RWE 可用于指导患者、处方医师和支付方的早期药物发现、临床开发和医疗保健决策,在 1.2 节中已详细论述。

表 1.1　RCT 和 RWE 的区别

指标	RCT	RWE
目的	性能/安全	有效性/安全
设定	研究	真实世界
人群	同质	异质
人群规模	小至中	大至巨大
患者随访	固定	多变
治疗	固定	多变
主治医师	研究者	执业医师

指标	RCT	RWE
成本	高	低
普遍性	低至中	中至高
偏倚控制	设计和实施	分析

1.3.4 监管角度

（1）生产力挑战

近年来，生物制药行业面临着前所未有的生产力挑战。尽管其高昂的研发支出已飙升至无法支撑的水平，但新药批准的数量却显著下降。由于专利到期以及来自仿制药的竞争，许多依赖于畅销药来创造收入增长的公司都陷入了困境。同时，生物制药产品的消费者也越来越复杂，要求也更高。这些挑战共同促使在药物研发和监管政策方面进行颠覆性创新来应对。

（2）FDA 关键路径计划

2004 年 3 月 16 日，FDA 发布了一份报告，"创新/停滞：新医疗产品关键路径的挑战与机遇"。从 FDA 的角度来看，目前医疗产品开发所需的应用科学的进步速度远远滞后于基础科学。新基础科学往往加速了新技术的发现，但它很难在新技术的开发阶段起到指导作用。医疗技术的具体表现是根据安全性和有效性来衡量的，但目前几乎没有开发新评价工具的前沿应用科学，从而无法从根本上以更快的时间、更大的确定性和更低的成本评价新产品的安全性和有效性，导致开发人员只能使用 20 世纪的工具和概念来评估目前的候选药物。因此，进入临床试验的绝大多数研究产品都失败了，在大量的时间和资源投入之后，必须放弃产品开发计划。高失败率提高了研发成本，开发人员被迫利用越来越少的成功产品所获得的利润来补贴耗费巨资的失败产品。即使是对于成功的候选药物来说，由于烦琐的评估方法，候选药物进入市场也要经历耗时、昂贵且低效的市场路径。

该报告指出目前迫切需要厘清医疗产品的现代化开发流程（关键路径），提高产品的可预测性，降低开发成本。该报告进一步指出，在一个关注医疗负担能力的时代，我们需要确保新医疗产品的有效性，并提供准确的有关使用的最新信息，以便患者和医师做出明智的医疗保健决策。随着医疗成本的上涨，患者、医疗专业人员和医疗服务购买者都要求从医疗中获得更多价值。更多治疗方法被开发的情况下，寻找到更好的方法证明其对特定类型患者的有效性，这对于能从医疗费用中获得最大价值的民众来说至关重要。

尽管报告中没有明确说明使用 RWD 和 RWE 作为新产品开发工具包的一部分，但是很明显，公司不仅需要提高技术发现临床试验的有效率，而且还需要基于 RWD 影响患者、处方者和支付方的选择，及监管决策，以确保获得更好的治疗结果，加快批准速度并扩大市场准入。

（3）有关 RWE 的监管角度

1）美国 FDA：FDA 认为 RWD/RWE 是监管审查中的关键组成部分。通过公开公告或发布法规文件，FDA 已将 RWE 的使用作为主要优先事项。2016 年 3 月，FDA 发布了关于 PDUFA 的目标和实施的声明。该声明指出在监管决策中使用 RWE。

2016 年 12 月，奥巴马签署了《21 世纪治愈法案》。该法案旨在加速医疗产品的开发，更快、更有效地为患者带来创新和进步。它要求 FDA 建立评估 RWE 潜在用途的计划，以支持已准入药物的新适应证的批准，并支持或满足准入后的研究要求。FDA 在 2018 年 12 月发布了新的战略框架，以促进 RWE 的使用，支持药物和生物制剂的开发。FDA 的 RWE 计划将评估 RWE 的潜在用途，以支持对药品有效性标签的更改，包括：①添加或修改适应证（例如，剂量、剂量方案、给药途径的更改）；②增加新的人群；③增加有效性或安全性信息。

近几年，FDA 公布了几项关于 RWE 使用的行业指南，包括：①《使用 RWD 和 RWE 向 FDA 提交药物和生物制品文件的行业指南》（FDA，2019b）；②《罕见病用于药品开发的自然史研究》；③《使用 RWD 支持医疗器械监管决策》；④《行业最终指南，在临床研究中使用 EHR 数据》（FDA，2018a）。除了上述已经发布的指导方针之外，FDA 还将提供其他指导文件，包括：①指导关于如何评估报销记录、EHR、注册管理机构中的 RWD 是否适合产生 RWE 以支持疗效；②指导出于监管目的在 RCT 中使用 RWD，包括实用的设计元素；③指导使用 RWD 产生外部对照；④指导观察研究设计，以及如何利用 RWE 支持监管决策的有效性。

总之，利用 RWD/RWE 进行监管决策是 FDA 的关键优先战略。尽管 FDA 继续使用 RCT 作为产生监管决策证据的黄金标准，但它对在临床试验中使用 RWD 持开放态度，并愿意合作及探索 RWD 在监管决策方面的广泛应用。

2）欧洲药品管理局：欧洲药品管理局（European Medicines Agency，EMA）一直在使用 RWD 补充和增强 RCT 中收集的证据，特别是对于罕见病和远期结局。近年来，该机构还启动了一些倡议，以促进高质量 RWD 在决策中的使用。例如，EMA 出版的题为《2025 EMA 监管科学战略思考》的文件概述了 RWD 的监管战略（EMA，2020）。此外，将进行 RWD 分析试点，并且继续进行药物警戒工作：①建立 RWD 快速分析（包括 EHR）试点，以支持药物警戒风险评估委员会（Pharmacovigilance Risk Assessment Committee，PRAC）和人用药品委员会（Committee for Medicinal Products for Human Use，CHMP）的决策；②审查 EHR 在检测药物安全性（包括药物相互作用）方面的实用性；③了解 RWD 在开发的各个阶段使用的良好实例，以制定此类用法指南。同样值得注意的是，在欧洲使用的监管批准工具——有条件批准，该工具可以授予市场准入，针对罕见病人群或公共紧急情况下严重疾病的药物的尽早获批使用。EMA 用于加速药物准入的另一种工具是"适应性路径"，它基于 3 个原则：①迭代开发，这意味着分阶段批准，即从受限的患者群体开始，然后扩展到更多的患者人群，或者在有条件的批准之后，基于可预测重要临床结局的早期数据（使用替代终点），平衡产品的风险和利益；②通过实际使用中收集的证据来补充临床试验数据；③患者和卫生技术评估机构尽早参与有关药物研发的讨论。

"适应性路径"利用现有的有条件批准等工具,为药物研发和证据生成提供了框架,以支持患者尽早获得药物。

此外,EMA 的科学顾问也做了几场演讲。尽管已经有丰富的使用 RWE 进行药物警戒的经验,但 EMA 也强调,在量化药物疗效方面还需要更多的经验,以减少批准后的不确定性(例如在条件性营销授权中)和扩展适应证。因此,RWE 补充关键 RCT 数据对许可的作用仍不确定。为了取得进展,EMA 需要就特定 RWE 提案进行讨论,还需鼓励利益相关者之间的讨论,包括其他决策者和代表。

2018 年 6 月 18~19 日,EMA 和 FDA 在比利时布鲁塞尔举行了 2018 年双边会议,以审查正在进行的合作计划,讨论未来几年的战略重点,并进一步加强与欧盟在药品领域具体行动方面的持续紧密合作。其中也讨论了 RWE 在监管决策中的使用。EMA 和 FDA 认为 RWE 有望加强整个药物生命周期的决策。跨大西洋合作有很多益处,可以利用其专业知识、经验和可用数据。合作将有助于应对方法和实践方面的挑战,并有助于分析 RWE。双方将在 RWE 上进行合作,EMA 和 FDA 将定期交换信息,并就优化 RWE 的使用方法进行合作,以在整个产品生命周期中支持监管决策。到目前为止,EMA 主要通过多项举措探索了 RWD/RWE 的用法,尚未发布任何指南。总体上,与 FDA 相比,EMA 的方法更为保守。

3) 加拿大卫生部:加拿大卫生部(Health Canada,HC)在 2018 年 8 月启动了名为"加强药品真实世界证据使用"的项目,旨在提高该机构评估和监测药物整个生命周期的安全性、性能和有效性的能力(HC,2019a)。HC 打算通过利益相关者的参与来优化 RWE 的使用以实现这一目标。该项目工作组负责:①识别在整个药物生命周期中加强使用 RWE 的机会;②了解潜在的 RWE 来源;③制订和实施在药品的监管决策中使用 RWE 的 RWE 策略和实施计划;④与利益相关者就 RWE 策略进行咨询。该项目的预期成果包括:①增加 RWE 的使用,以加强整个药物生命周期中的监管决策能力和完善关于风险的沟通;②改善医疗保健系统的 RWE 使用与共享;③为利益相关者提供有关如何使用 RWE 来支持监管决策的信息;④通过使用新的证据来源支持药物申请的准入改善对药物的获取。

HC 在 2019 年 4 月 16 日宣布,他们正在努力优化 RWE 在监管决策中的使用,以提高加拿大处方药的获得范围和获得率。HC 鼓励提交 RWE 旨在:①为被排除在临床试验之外的人群(例如,儿童、老人和孕妇)扩大循证适应证;②罕见疾病等可能导致临床试验不可行的药物/疾病;③临床试验不符合伦理的情景,在紧急情况下发生、可能需要通过推断动物研究的剂量以治疗可能遭受化学或生物威胁的人。同时,HC 发布了一份指导文件,题为《处方药产品生命周期中的真实世界数据/证据质量的要素》。这份文件的目的是提供 RWE 生成的总体原则,该原则与加拿大和国际上已有的监管证据标准保持一致。尽管该机构指出,虽然前瞻性临床试验是提供药物安全性和有效性证据的最有效工具,但临床试验也存在不可行的情况,对于临床试验中某些疾病/病症(例如罕见疾病)或患者人群可能不符合伦理,过多的试验费用或较少的可用患者人群可能会带来限制。利用 RWD/RWE 扩展数据和证据来源可以解决其中的一些问题，并为公共卫生、医疗保健方面提供挖掘深层内涵的新机会，并增加患者人群的药物获取范围和获得率。

4）药品和医疗器械管理局：Uyama（2018）描述了日本的药品和医疗器械管理局（Pharmaceuticals and Medical Devices Agency，PMDA）在使用 RWD 方面的观点。自2009 年，PMDA 一直使用 RWD 进行药物安全性评估。促进制药公司更广泛地使用RWD，PMDA 在 2017 年 10 月对其进行了修改，并于 2018 年 4 月 1 日实施。近年也发布了一些相关指南，包括：①《在医疗产品上市后的监控中使用健康信息数据库的基本原则》（2017 年 6 月）；②《审议药品上市后研究计划的一般步骤》（2018 年 1 月）；③《在药品上市后数据库研究中确保数据可靠性的考虑要点》（2018 年 2 月）。此外，该机构还于 2018 年 4 月 1 日启动了医学信息数据库网络（Medical Information Database Network，MID-NET），可用于制药行业、学术界、PMDA 及其合作医院。该网络由遍布日本 10 个哨点的 23 所医院组成。每个哨点将建立一个实验室数据、保险给付资料、诊断程序组合（Diagnosis Procedure Combination，DPC）系统数据以及其他数据类型的数据库，将由 PMDA 集成到一个分析系统中，该系统可以按特定的方式提取和解析数据以满足特定目的，然后编译和分析结果。这是 PMDA 发起的"合理用药"计划的一部分，旨在创建一个以患者为中心的系统，从患者的角度出发，该系统可提供最佳的医疗保健。

尽管该机构鼓励使用 RWD，但也认识到了许多挑战，特别是数据质量、数据编码、对数据库的深刻理解、临床结果和系统基础结构的验证、与上市许可持有人（marketing authorization holder，MAH）的及时持续沟通以及所有利益相关者之间的积极合作。它强调监管机构和其他利益相关者之间经验和知识共享的重要性，这是在监管过程中利用RWD 迈向国际统一的关键一步。

5）其他国家：RWE 在加速治疗和降低总体医疗费用方面的重要作用已得到其他地区监管机构的充分认可。例如，近年来，RWE 在医疗保健决策中的使用有所增加。印度政府还通过建立经济、临床和人文方面的框架，帮助医疗保健提供者协调 RWD 的发展，以迈向 RWE（Dang 和 Vallish，2016）。

（4）**基于 RWE 的历史批准**

2019 年 4 月 4 日，FDA 批准了 Ibrance®［哌柏西利（palbociclib）］用于治疗男性HR＋、HER2-转移性乳腺癌，此批准主要基于 RWD。批准是基于 EHRs 的数据以及哌柏西利在男性患者中的实际使用情况的上市后报告，该报告来自 3 个真实世界的数据库。这项批准为 Ibrance® 取得了优先上市权，并为之后的上市后批准铺平了道路。到目前为止，EMA 已经批准了一些上市许可，其中就有利用 RWE 来支持监管决策。表1.2 列出了两个示例。

值得注意的是，使用 RWE 被获取的批准主要限于：①罕见病/孤儿药；②未满足的高医疗需求；③RCT 不可行或不符合伦理；④没有满意的治疗方案；⑤稳健的终点指标；⑥单臂疗效显著。

表 1.2　EMA 使用支持性 RWE 进行上市后授权批准的示例

产品和适应证	关键数据	RWD 可接受受性的驱动因素	证据需要	RWE 解决方案
Axicabtagene ciloleucel（Yescarta） 患有复发性或难治性弥漫性大 B 细胞淋巴瘤（diffuse large B-cell Lymphom，DLBCL）、原发性纵隔 B 细胞淋巴瘤（primary mediastinal B-cell Lymphoma，PMBCL）、经过两种或更多种全身治疗的成人患者。	开放式单臂研究（ZUMA-1 II 期），其客观缓解率的主要终点定义为完全缓解（complete remission，CR）或部分缓解（partial Remission，PR）	● 罕见病 ● 孤儿药适应证 ● 大量未满足的需求 ● RCT 不可行	需要预先确定的 20% 的反应率的确认以及用于解释 ZUMA-1 结果的历史背景。上市后长期安全性的其他证据。	对两项Ⅲ期 RCT 和两项观察性研究（SCHOLAR 1）进行了回顾性汇总分析，作为一项伴随研究情境分析 ZUMA-1 结果。通过注册表进行非干预性授权后安全性研究（PASS），进一步捕获对反应率和总体生存率的长期随访。
Tisagenlecleucel（Kymriah） 经过两种或更多种全身治疗的 DLBCL 成人患者。	开放式单臂研究（C2201 II 期），总缓解率的主要终点定义为 CR 或 PR 的患者比例	● 罕见病 ● 孤儿药适应证 ● 大量未满足的需求 ● RCT 不可行	需要预先确定的 20% 的反应率的确认以及用于解释 C2201 结果的历史背景。有关长期疗效和安全性的其他证据。	将疗效结果与 3 个外部数据集（SCHOLAR 1、CORAL 扩展研究、PIX301）进行比较、情境分析。对于复发性或难治性 DLBCL 患者，依据与 C2201 研究疗效结果相似的注册表数据，通过一项前瞻性观察性研究进一步获得疗效的长期随访。

1.4 获取真实世界数据

如第 1.3 节所述，RWD 是从大量不同的来源收集而来。RWD 的 3 种主要类型包括 EHR、保险给付资料以及患者和疾病登记。EHR 的发展极大地提高了收集 RWD 和协调流程、质量标准和数据管理实践的可行性。一个著名的例子是 InSite 平台，这是欧洲最大的在线临床数据网络，它能够可靠地重复利用 EHR 数据进行研究，并有效地识别符合特定试验条件的患者(InSite，2020)。目前，工业与卫生技术评估机构有一些关于开发 RWE 收集和合成方法的倡议，其中包括 GetReal 创新医学计划(IMI，2020)。基于疾病的登记表可了解疾病的自然史、评估真实世界的安全性、有效性和成本效益(Garrison 等，2007)。保险给付资料数据通常是回顾性收集的，可用于对患者、群体或人群水平的临床和经济结局进行横断面分析，是进行药物经济评估的重要资源。

大多数 RWD 是保密的，只有小部分公开数据。正如 Khosla 等所讨论的，RWD 的获取分为 3 类：商业、研究合作和发展合作。商业数据访问是一项收费服务，可以通过与医疗信息供应商的许可协议获得。公司可以利用提供者的数据库来解决他们的研究问题。一些大型研究组织拥有自己的数据库，可以通过研究合作和协议来访问这些数据库。开发数据访问的重点是通过与主题专家合作来开发自己的 RWD。表 1.3 列出了各个地区存储不同治疗领域的患者数据的 RWD 数据库。表 1.4 列出了这些数据库中的关键数据字段。

表 1.3　RWD 来源示例

数据库	类型	区域	治疗领域
Truven MarketScan	保险给付资料	美国	所有疾病
CPRD	EMR	英国	所有疾病
Japan Medical Claim (JMDC/MDV)	保险给付资料	日本	呼吸
NHANES (National Health and Nutrition Examination Survey)	调查	美国	所有疾病
Patient Like Me (PLM)	患者报告数据	美国	所有疾病
EHR4CR Insite Platform (Europe hospital network)	EMR	泛欧	所有疾病
FlatIron	EMR	美国	肿瘤
CancerLinQ	EMR	美国	肿瘤
Symphony	保险给付资料	美国	肿瘤
HealthVerity (HV)	EMR 和保险给付资料	美国	所有疾病
SEER	登记	美国	肿瘤
Simulacrum	登记	英国	肿瘤

续表

数据库	类型	区域	治疗领域
Diabetes Collaborative Registry（DCR）	登记	美国	糖尿病
Centricity	EMR	美国	糖尿病
PINNACLE	登记	美国	心血管疾病
Clipper	登记和保险给付资料	美国	心血管疾病
Novelty（primary data collection）	登记	全球	呼吸疾病
Novelty（primary data collection）	登记	全球	狼疮

注：EMR，electronic medical record，电子病历。

表1.4 保险给付资料、EMR和登记的关键数据字段

关键数据字段	保险给付资料	EMR	登记
患者人口学信息	是	是	是
生命体征	否	是	是
诊断/状态（ICD9/10）	是	是	是
程序	是	是	是
肺功能数据	是	少量	是
实验室检测	是	是	是
实验室结果	少数	是	是
药物	是（药剂）	是（处方）	是
药物（详细剂量，持续时间）	少量	少量	是
患者报告的结局（patient-reported outcomes，PRO）	否	否	是
医疗服务提供者记录（provider note，NLP）	否	少量	否
生物标志物	否	否	是
症状评估	否	否	是
死亡	少量	少量	是

近年来，已经启动了一些举措以连接不同来源和地区的RWD。Geldof等（2019）认为需要建立一个联合的RWD基础设施来创建生物医学数据生态系统，该系统可以满足以下需要：①国际数据的重复利用；②实时RWD处理；③纵向RWD。为了实现这些目标，需要改变数据文化，体现多学科和跨部门合作的价值。

1.5 真实世界证据在药物研发中的机遇

RWD的来源包括基因组图谱、EHR、医疗保险给付资料、产品和疾病登记、PRO、健康监测设备等来源,结合 AI 和 ML,不同来源的 RWD 合并为更有效和数据驱动模式的药物研发转化提供了机会,并启用了一种新的以患者为中心的发展范例(Alemayehu 和 Berger,2016)。从 RWD/RWE 获得的见解可成为帮助整个产品生命周期的关键决策(Khosla 等,2018)。在数据分析的辅助下,RWE 在不断地改变药物研发和医疗保健。在图 1.4 中展示了使用 RWE 的优势。

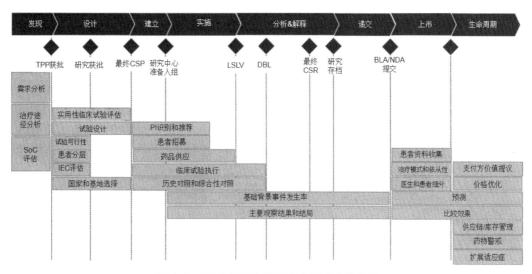

图 1.4　RWE 在整个产品生命周期中的使用

注:CSP, clinical study approval,临床研究批准；CSR, clinical study report,临床研究报告；DBL, database lock,数据库锁定；IEC, Independent Ethics Committee,独立伦理委员会；LSLV, last subject last visit,末例患者末次访视；NDA, new drug application,新药申请；BLA, Biologic License Application 生物制品许可申请；PI, principal investigator,主要研究者；SoC, standard of care,标准治疗；TPP, target product profile,目标产品特征/概述。

1.5.1　早期发现

在早期发现中,RWE 可用于识别和分析医疗需求未被满足的患者人群。此外,通过对 RWD 的分析,可以确定目标人群的治疗路径,并评估标准治疗的有效性。这些信息有助于最适宜药物研发策略的决策,包括确定目标产品的概况。RWE 可有效用于肿瘤药物研发的目标发现,这些目标已变得越来越个性化和精确化。将基因组数据与真实世界的临床结果相结合,可能提供发现生物标志物的机会,这些标志物可以预测治疗反应和疾病耐药性,从而产生更具针对性的药物研发策略。从可穿戴设备收集的数据,通过分析可以提供有关患者健康状况的实时信息,并开发个性化医学(Zheng 等,2013)。

1.5.2　临床研究设计和可行性

RWD 长时间以来主要用于确定 RCT 效果和样本量。使用 RWE 可以评估纳入和排除标准对试验可行性的影响,并提供选址/国家/地区信息。此外,RWE 还可以用于确定患者分层的预后指征或基线特征。对于利用 Bayesian 方法的创新性试验设计,可以使用 RWE 作为对照组的先验信息,从而提高研究设计和数据分析的效率。从真实世界中获得的预测标记可以进行丰富的试验设计,并有可能用作替代终点。

有关RWE使用的许多担忧都集中在RWD的质量和结果的有效性上。使用较少约束的研究设计和更广泛的人群进行的PCT可以充当RWD来源证据和RCT证据之间的桥梁。PCT在受控的试验环境中利用患者随机分组的基本原理,并预先指定了随访指标,比典型RCT的人群包容性和代表性更高。PCT不需要严格遵守研究协议以模仿产品在真实世界中的使用。如果设计合理,PCT可以生成证据以支持监管机构和支付方的决策。目前已经成功进行了多项PCT,包括Salford Lung Studies(SLS)(Vestbo等,2016;Woodcock等,2017)。EMA已接受SLS研究结果,并认为履行了批准后的承诺研究。RWD可用于选择罕见病试验的国家。例如,一家顶级制药公司设计了一项试验以量化一肿瘤药物对有并发症的非小细胞肺癌(non-small cell lung cancer,NSCLC)患者的影响,由于NSCLC很罕见,诊断不足且预后很差,很难招募到患者。该公司使用不同地区的EHR网络,可根据以下因素评估进行该试验的最佳国家/地区:①符合条件的患者人群,②招募的难易程度,③针对类似目标患者人群的其他试验的饱和度。这项工作使得他们选择了能够最有效招募患者的国家。

1.5.3　研究执行

RWE有可能改善临床试验的计划和执行,包括以数据驱动的设计减少临床试验方案的修订,通过识别患者加快招募进度,使用分析方法以及根据过去的表现(例如违规数量)选择快速入组点位,以及基于风险的监控以减少数据质量问题。RWD可以用来预测正在进行中的试验的药物供应需求。充足的药物供应对于成功完成试验很重要,但药物具有一定的保质期,生产过量则花费昂贵。鉴于药品生产通常需要9~12个月,因此至少提前一年估算需求量是至关重要的。使用Bayesian分析,将类似试验的历史数据与当前数据中的患者保留相结合,可以准确估算完成试验所需的药物供应。

对于罕见疾病和许多肿瘤学试验,进行RCT通常在操作上不可行且不符合医学伦理。这使得越来越需要从其他来源(如观察研究)中获得关于新药安全性和有效性的支持性证据。来自真实世界中治疗过的历史或同时代人群的综合控制组可作为试验药物的比较剂。目前已进行了许多研究以建立有效的外部控制(详见第4章)。从观测数据推断因果关系的常用策略在第7章中进行了概述。

1.5.4　上市申请

RWE一般通过药物警戒计划用于监管过程,以了解药物在真实世界使用过程中而非在RCT的受控设置中的安全性。正如在1.3节中讨论的,人们越来越关注使用RWE来支持监管决策。RWD用于检测远期安全问题以及疾病特征和患病率,了解当前的治疗标准,并确认短期替代标志物的临床结果。随着越来越多的药物通过监管机构批准,包括FDA指定孤儿药和突破性治疗、EMA有条件批准或适应性路径,使用RWE补充RCT的发现有助于避免昂贵的上市后试验,并确保药物尽早上市。

一个很好的例子是FDA最近批准用于EFGR T790M突变NSCLC患者Tagrisso™[甲磺酸奥希替尼(osimertinib mesilate)],条件是申办者提供接受该治疗的真实世界患者的总体反应数据(FDA,2018b)。正如Chatterjee等(2018)所述,FDA对Tagrisso™的有条件批准可能代表了一种新兴的监管机制,该机制鼓励使用上市后的需求来填补 RCT 的证据空白。Eichler 等、Banzi 等、Lipska 等和 Hoekman 等也提出了其他一些早期批准的例子。

1.5.5　产品发布

尽管 RCT 仍然是获得监管部门批准的金标准，但因为 RCT 的数据无法解决许多问题，例如尚不确定该药物如何在人群中或在 RCT 未研究的条件下的作用，或尚未在研究中评估的相对于其他具有相同目标人群的药物的作用（Garrison 等，2007），因此获得监管部门的新药批准还远远不够。为了获得投资回报（return on investment，ROI），这些药物必须要产生收入。为此，医师必须愿意开此药（而不是竞争对手的药），支付方必须愿意报销，患者必须愿意使用它（而不是短时间内退出并改用另一种药物）。因此，证据必须表明有很大一部分患者从该药物中受益（而且他们的效果比竞争对手的药物要好）。基于 RWE 的药物有效性比较超出了从 RCT 收集的信息，且已经越来越多地被医疗保健决策者用于制定治疗、承保范围和支付决策，并帮助医师/患者在治疗时做出明智的决策。此外，公司还寻求通过 RWE 结果了解治疗模式和患者依从性，获取有关竞争对手的信息和锁定未满足需求的潜在患者群体。

RWE 在预测药物需求、提高运营效率和降低成本方面也发挥着关键作用。为了获得竞争优势，制药公司需要了解接受药物治疗的患者特征、治疗模式和患者依从性，以及医师的个人资料，以便他们可以进行有针对性的品牌营销。一家制药公司为其呼吸药物的销售人员开发了移动应用程序，通过预测算法和患者血液检测，可以实时预测患者是否适合该药物。销售代表可以直接建议主治医师使用该产品。

1.5.6　产品生命周期管理

从产品生命周期管理的角度来看，RWD 收集的有效意见激发了支付方的价值诉求。支付方和 HTA 机构等利益相关者提出了各种价值评估方法（有关详细讨论见第 6 章）。观察性研究的证据可以填补前面讨论的疗效-有效性差距。基于 RWD 了解新药需求以及竞争对手产品，可以帮助优化药品价格，并提高药品供应、药品供应链和库存管理的效率。例如，对 RWD 的分析可以使人们更好地了解供应链的关键绩效指标，例如延迟发货，并有助于确定需要改进的关键领域。

药物警戒也是产品生命周期管理的重要方面。用于检测罕见事件安全信号的二次来源数据越来越多地受到关注。FDA 在 2008 年 5 月启动了"哨兵行动"，这是一个长期计划，旨在建立和实施 RWD 网络，以监控 FDA 批准的药品和其他医疗产品的安全性（FDA，2010）。该系统包括多种来源的数据，包括电子病历和保险给付资料数据。在某些情况下，在揭示隐藏的安全信号方面，与传统方法相比，RWD 进行药物警戒具有优势。

最后，RWE 可评估不包括在 RCT 中的人群的风险和收益。基于 RWE 的标签扩充已经成功获得了数项批准，包括 FDA 批准的用于治疗男性 HR＋、HER2 转移性乳腺癌的 Ibrance®（palbociclib）。

1.6　真实世界证据的挑战

随着 RWE 在药品生命周期各方面的成功应用，人们对改变新药的开发方式抱有极大的热情和希望。但是,RWE 的使用也带来了许多独特的挑战。如果解决不当,这些挑战可能会影响从 RWE 得出的关于产品安全性和有效性结论的效度。

1.6.1　数据获得和数据质量

共享数据的法律和伦理要求因地区而异。目前,尚没有明确的关于共享跨国公司数据的监管和法律框架。制药公司和医疗机构不愿共享其临床数据,这造成了额外的数据缺口,阻碍了 RWE 策略的实施。

关于 RWD 的另一个问题是数据质量。RWD 是在常规医疗保健环境中收集的,并且有各种来源。与 RCT 的数据不同,RWD 不会根据预定的质量标准进行例行监控和管理以确保正确性、准确性和完整性,数据可能会遗漏或分类错误,还存在许多其他数据问题,包括不同地区的术语和对质量的理解。此外,由于多种原因可能会引入偏倚,例如治疗方法错误编码、死亡原因的错误分类以及报告偏倚。

为了实现 RWD 的全部价值,数据必须符合一定的质量标准。通常在使用前会对RWD 进行回顾性组织。但是,这既费时又昂贵,还可能会引入错误和偏倚。缺乏有关 RWD 质量问题的现行监管指南只会加剧数据问题。该问题已得到监管机构的重视,目前,FDA 正在制定有关 RWD 设置和相关研究设计考虑因素的数据质量指南(Brennan,2019)。

1.6.2　技术壁垒

正如研究人员所指,异质性来自 RWD 的大容量、非结构化性质以及实时收集,需要新的技术平台和解决方案,对复杂数据集进行获得、分析、集成和可视化。技术建设可能需要大量投资,并且这是一项艰巨的任务。另一个问题是对各种设备(例如可穿戴设备)的验证,这些设备可收集单个患者健康状况的实时数据(Alemayehu 和 Berger,2016)。目前这些设备还缺乏验证。

1.6.3　方法的挑战

在 RCT 中,随机化确保研究中测量或未测量的变量在研究组之间保持平衡。它减轻了用于比较治疗有效性的变量的潜在混杂效应。然而,无论数据质量如何,混杂都是非随机研究数据所固有的,即使非随机研究数据可能解释治疗效果,解释也变得具有挑战性。

Skovlund 等(2018)讨论了几种控制潜在混杂的方法。一种是通过统计模型调整已知的混杂因素。然而,由于已知混杂变量的错误分类,存在由未测量的因素或测量误差导致的残余混杂。另一个可能的解决方案是使用基于倾向性评分的方法,根据患者的主要特征将患者匹配到不同的治疗方法(有关详细讨论详见第 4 章和第 7 章),但倾向性评分也无法平衡那些无法衡量的特征。使用工具变量代替实际治疗状态是另一种替代方法,但它也有其自身的挑战,例如,很难找到这样的有效仪器。

Hampson 等认为,尽管目前已经建立收集和分析 RWE 的最佳实践和标准,但已发表文献中仍然缺乏有关 RWE 生成最佳实践的共识。

1.6.4　数据人才短缺

数据科学家是新一代的分析专家,可以从复杂的数据集中分析并得出科学的结论,以帮助制定业务决策。为了有效发挥数据的作用，数据科学家必须在统计学，包括 AI 和 ML 在内的计算机科学以及药物研发各个领域知识方面具有扎实的基础。当前制药行业和医疗保健行业中，缺乏数据科学专业人才，很少有学术机构提供数据科学课程，RWD 通常由经验不足的人员分析，这可能会引起对方法稳健性以及从此类数据得出的 RWE 效度的担忧。

1.6.5　监管风险

尽管监管政策取得了进步，并且取得了基于 RWE 的标签扩充（label expansion）和新适应证批准的成功案例，但尚无明确的基于 RWE 的市场准入的监管途径。部分原因是监管机构仍在继续盛行的观点，即 RCT 是提供支持许可申请的证据的金标准。数据质量以及方法和技术上的障碍也给 RWD 的监管制定中带来了更多的挑战，需要解决这些问题以增强 RWE 的稳健性和质量。

1.7　结语

在过去的 10 年中，制药业面临着前所未有的生产力挑战。尽管生物医学研究中的许多创新为严重疾病的发现、治疗和预防创造了许多机会，但在早期研究中有成功希望的候选药物在临床开发的后期阶段失败的比例高。同时，制药公司向支付方和卫生当局证明其价值的需求不断增加。成功的药物研发不仅取决于发起人利用科学技术的能力，还取决于使用 RWE 获得市场准入、优化定价并影响承保范围决策的能力。政府政策和指南的最新发展更加明确了 RWE 在药物研发和医疗保健决策的作用。在数字媒体技术、高级分析以及更加协作和开放的监管环境的辅助下，RWE 在整个药品生命周期中取得了许多成功的阶段性成果，并将继续处于医疗创新的最前沿，但仍然在方法论、技术、伦理和法规等多方面存在挑战。需要多个利益相关者共同努力，以解决这些障碍。在技术不断变化和法规不断发展的价值核心的环境中，为充分利用 RWE 并使其蓬勃发展，公司需要基于目标发现、临床开发和法规批准、商业化的整体证据生成方式，采用新的药物研发模式。这包括制订有效的数据治理策略，具有明确的数据结构和流程，以确保强大的数据基础架构；利用技术平台获得、分析、集成和可视化异构数据集；并使用基于 AI 和 ML 的高级分析，将 RWD 转化为可行的方案。

参考文献

1. Alemayehu, D. and Berger, M. L. 2016. Big Data: transforming drug development and health policy decision making. Health Services & Outcomes Research Methodology, 16, 92–102.

2. Banzi, R., Gerardi, C., Bertele, V., Garattini, S. 2015. Approvals of drugs with uncertain benefit-risk profiles in Europe. Eur. J. Intern. Med. 26, 572–584. 10.1016/j.ejim.2015.08.008.

3. Barton, S. 2000. Which clinical studies provide the best evidence?: the best RCT still trumps the best observational. BMJ, 321(7256), 255–256.

4. Berger, M. L. and V. Doban. 2014. Big data, advanced analytics and the future of comparative

effectiveness research study. Journal of Comparative Effectiveness Research, 3(2), 167 – 176.

5. Black, N. 1996. Why we need observational studies to evaluate effectiveness of health care. BMJ, 312, 1215 – 1218.

6. Brennan, Z. 2019. FDA developing guidance on real-world data quality issues, officials say. https://www. raps. org/news-and-articles/news-articles/2019/9/fdadeveloping-guidance-on-real-world-data-quality.

7. Burgess, S. and Thompson, S. G. 2011. Avoiding bias from weak instruments in Mendelian randomization studies. International Journal of Epidemiology, 40, 755 – 764.

8. Cave, A. 2016. What are the real-world evidence tools and how can they support decision making? EMA-EuropaBio Info Day, November 22, 2016. https://www. ema. europa. eu/en/documents/presentation/presentation-what-are-real-worldevidence-tools-how-can-they-support-decision-making-dr-alison-cave_en. pdf. Accessed June 7, 2019.

9. Cave, A., Kurz, X., and Arlett, P. 2019. Real-world data for regulatory decision making: challenges and possible solutions for Europe. Clinical Pharmacology & Therapeutics, 106(1), 36 – 39. DOI: 10. 1002/cpt. 1426.

10. Chatterjee, A., Chilukuri, S., Fleming, E., Knepp, A., Rathore, S., and Zabinski, J. 2018. Real-world evidence: driving a new drug development paradigm in oncology. https://www. mckinsey. com/industries/pharmaceuticals-and-medicalproducts/our-insights/real-world-evidence-driving-a-new-drug-developmentparadigm-in-oncology. Accessed June 11, 2019.

11. Curran, G. M., Bauer, M., Mittman, B., Pyne, J. M., and Stetler, C. 2012. Effectiveness implementation hybrid designs-combining elements of clinical effectiveness and implementation research to enhance public health impact. Medical Care, 50(3), 217 – 226.

12. Dang, A. and Vallish, B. N. 2016. Real-world evidence: an Indian perspective. Perspectives in Clinical Research, 7(4), 156 – 160.

13. Deloitte. 2017. Getting real with real-world evidence Deloitte's Real-World Evidence Benchmark Survey shows life sciences companies have room for improvement. https://www2. deloitte. com/content/dam/Deloitte/us/Documents/lifesciences-health-care/us-ls-2017-real-world-evidence-survey-031617. pdf. Accessed June 12, 2019.

14. EMA. 2016a. Final report on the adaptive pathways pilot. https://www. ema. europa. eu/en/documents/report/final-report-adaptive-pathways-pilot_en. pdf. Accessed June 13, 2019.

15. EMA. 2016b. Guidance for companies considering the adaptive pathways approach. Guidance for companies considering the adaptive pathways approach. https://www. ema. europa. eu/en/documents/regulatory-procedural-guideline/guidance-companies-considering-adaptive-pathways-approach_en. pdf. Accessed June 11, 2019.

16. EMA. 2018. Reinforced EU/US collaboration on medicines. https://www. ema. europa. eu/en/news/reinforced-euus-collaboration-medicines. Accessed June 7, 2019.

17. EMA. 2020. EMA Regulatory Science to 2025: Strategic reflection. https://www. ema. europa. eu/en/documents/regulatory-procedural-guideline/ema-regulatoryscience-2025-strategic-reflection _ en. pdf. Accessed June 10, 2020.

18. Eichler, H. G., Pignatti, F., Flamion, B., et al. (2008). Balancing early market access to new

drugs with the need for benefit/risk data: a mounting dilemma. Nat Rev Drug Discov, 7, 818 – 826.

19. FDA. 2004. Innovation/Stagnation:Challenge and Opportunity on the Critical Path to New Medical Products. https://c-path. org/wp-content/uploads/2013/08/FDACPIReport. pdf. Accessed June 7, 2019.

20. FDA. 2010. The Sentinel Initiative. https://www. fda. gov/media/79652/download. Accessed June 11, 2019.

21. FDA. 2016. 21st Century Cures Act. https://www. fda. gov/regulatory-information/selected-amendments-fdc-act/21st-century-cures-act. Accessed June 7, 2019.

22. FDA. 2017. Use of Real-World Evidence to Support Regulatory Decision-Making for Medical Devices. https://www. fda. gov/regulatory-information/search-fdaguidance-documents/use-real-world-evidence-support-regulatory-decisionmaking-medical-devices. June 7, 2019.

23. FDA. 2018a. Final Guidance for Industry: Use of Electronic Health Record Data in Clinical Investigations. https://www. fda. gov/drugs/news-events-humandrugs/final-guidance-industry-use-electronic-health-record-data-clinicalinvestigations-12062018-12062018. Accessed June 11, 2019.

24. FDA. 2018b. Postmarket requirements and commitments. http://www. accessdata. fda. gov/scripts/cder/pmc/index. cfm. June 11, 2019.

25. FDA. 2018c. Statement from FDA Commissioner Scott Gottlieb, M. D. , on FDA's new strategic framework to advance use of real-world evidence to support development of drugs and biologics. https://www. fda. gov/news-events/pressannouncements/statement-fda-commissioner-scott-gottlieb-md-fdas-newstrategic-framework-advance-use-real-world. Accessed June 7, 2019.

26. FDA 2019a. Rare Diseases:Natural History Studies for Drug Development. https://www. fda. gov/media/122425/download. January 7, 2020.

27. FDA. 2019b. Submitting Documents Using Real-World Data and Real-World Evidence to FDA for Drugs and Biologics Guidance for Industry. https://www. fda. gov/media/124795/download. January 7, 2020.

28. Finkle, W. D. , Greenland, S. , Ridgeway, G. K. , Adams, J. L. , Frasco, M. A. , Cook, M. B. , et al. 2014. Increased risk of non-fatal myocardial infarction following testosterone therapy prescription in men. PLoS One, 9(1), e85805. doi:10. 1371/journal. pone. 0085805.

29. Garrison Jr, L. P. , Neumann, P. J. , Erickson, J. , Marshall, D. , and Mullins, D. 2007. Using real-world data for coverage and payment decisions: The ISPOR Real-World DataTask Force Report. Value in Health, 10(5), 326 – 335.

30. Geldof1, T. , Huys, I, and Dyck, W. V. 2019. Real-world evidence gathering in oncology: the need for a biomedical big data insight-providing federated network. Front. Med. , https://doi. org/10. 3389/fmed. 2019. 00043. Accessed January 7 2020.

31. Gooden, K. M. , Pan, X. , Kawabata, H. , et al. 2013. Use of an algorithm for identifying hidden drug-drug interactions in adverse event reports. Journal of the American Medical Informatics Association, 20, 590.

32. Greenfield, S. and Kaplan, S. H. 2012. Building useful evidence: changing the clinical research paradigm to account for comparative effectiveness research. Journal of Comparative Research, 1

(3), 263 – 270. DOI:https://doi.org/10.2217/cer.12.23.

33. Greenland, S. 1996. Basic methods for sensitivity analysis of biases. International Journal of Epidemiology, 25, 1107 – 1116.

34. Greenland, S. 2000. An introduction to instrumental variables for epidemiologists. International Journal of Epidemiology, 29, 722 – 729.

35. Hampson, G., Towse, A., Dreitlein, W. B., Henshall, C., and Pearson, S. D. 2018. Realworld evidence for coverage decisions: opportunities and challenges. Journal of Comparative Effectiveness Research, 7(12), 1133 – 1143.

36. HC. 2019a. Elements of Real-world Data/Evidence Quality throughout the Prescription Drug Product Life Cycle. https://www.canada.ca/en/services/health/publications/drugs-health-products/real-world-data-evidence-drug-lifecyclereport.html. Accessed January 7, 2020.

37. HC. 2019b. Optimizing the Use of Real-world Evidence to Inform Regulatory Decision-Making. https://www.canada.ca/en/health-canada/services/drugshealth-products/drug-products/announcements/optimizing-real-worldevidence-regulatory-decisions.html. Accessed January 7, 2020.

38. Higgins, J.P., Ramsay, C., Reeves, B.C., et al. 2013. Issues relating to study design and risk of bias when including non-randomized studies in systematic reviews on the effect of interventions. Research Synthesis Methods, 3(4), 603 – 612.

39. Hoekman J., Klamer T.T., Mantel-Teeuwisse, A.K., et al. Characteristics and follow-up of postmarketing studies of conditionally authorized medicines in the EU. Br J Clin Pharmacol, 82, 213 – 226.

40. IMI. 2020. Europe's Partnership for Health. https://www.imi.europa.eu/. Accessed January 7, 2020.

41. InSite. 2020. The Largest European Live Clinical Data Network. https://www.insiteplatform.com/. Accessed January 7, 2020.

42. Khosla, S., White, R., Medina, J., Ouwens, M., Emmas, C., Koder, T., Male, G., and Lenoard, S. 2018. Real-world evidence (RWE) — a disruptive innovation or the quiet evolution of medical evidence generation. F1000Research, 7, 1 – 13.

43. Kondo, T. 2017. "Rational Medicine" Initiative. https://www.pmda.go.jp/files/000216304.pdf. Accessed June 7, 2019.

44. Lipska, I. Hoekman, J., McAuslane, N., Leufkens, H. G. M., Hövels, A. M., 2015. Does conditional approval for new oncology drugs in Europe lead to differences in health technology assessment decisions?Clinical Pharmacology & Therapeutics, 98(5), 489 – 491.

45. Martinalbo, J. Bowen, D., and Camarero, J. and et al. 2016. Early market access of cancer drugs in the EU. Annals of Oncology, 27(1), 96 – 105.

46. McDonald, L., Lambrelli, D., Wasiak, R. and Ramagopalan, S. V. 2016. Real-world data in the United Kingdom: opportunities and challenges. BMC Medicine, 14. https://bmcmedicine.biomedcentral.com/articles/10.1186/s12916-016-0647-x. Accessed January 7 2020.

47. McGauran, N., Beate, W., Kreis, J., Schuler, Y. B., Kolsch, H., and Kaiser, T. 2010. Reporting bias in medical research — a narrative review. Trials, 11(37). DOI: 10.1186/1745 –

6215 - 11 - 37.

48. Montori, V. M., Kim, S. P., Guyatt, G. H., and Shah, N. D. 2012. Which design for which question? An exploration toward a translation table for comparative effectiveness research. Journal of Comparative Effectiveness Research, 1(3), 271 - 279. DOI: https://doi.org/10.2217/cer.12.24.

49. Moseley J. 2018. Regulatory Perspective on Real-world Evidence (RWE) in Scientific Advice. https://www.ema.europa.eu/en/documents/presentation/presentationregulatory-perspective-real-world-evidence-rwe-scientific-advice-emas-pcwphcpwp-joint_en.pdf. June 7, 2019.

50. NPC. 2017. Standards for Real-World Evidence. http://www.npcnow.org/issues/evidence/standards-for-real-world-evidence. Accessed June 11, 2019.

51. PRECIS - 2. 2020. The PRECIS - 2 Website has Two Functions. http://www.precis-2.org/. Accessed June 12, 2020.

52. Royal College of General Practitioners. 2018. BIA/MHAR Conference Report. https://www.bioindustry.org/uploads/assets/uploaded/2ceb87ee-bd78-4549-94bff0655fffa5b6.pdf. Accessed June 7, 2019.

53. Rubin, D. B. 1997. Estimating causal effects from large data sets using propensity scores. Annals of Internal Medicine, 127, 757 - 763.

54. Schneeweiss, S. 2007. Development in post-marketing comparative effectiveness research. Clinical Pharmacology and Therapeutics, 82, 143 - 156.

55. Skovlund et al. (2018). The use of real-world data in cancer drug development. European Journal of Cancer, 1010, 69 - 76.

56. Sun, X. 2019. Real-world evidence in China-Current practices, challenges, strategies and developments. https://www.ispor.org/docs/default-source/conferenceap-2018/china-2nd-plenary-for-handouts.pdf. Accessed June 12, 2019.

57. Uyama, Y. 2018. Utilizing Real-World Data: A PMDA Perspective. Proceedings of DIA 2019 Annual Meeting. https://globalforum.diaglobal.org/issue/august-2018/utilizing-real-world-data-a-pmda-perspective/. Accessed June 7, 2019.

58. Vestbo, J., Leather, D., Bakerly, N., et al. 2016. Effectiveness of fluticasone furoate-vilanterol for COPD in clinical practice. NEJM, 357, 1253 - 1260.

59. Woodcock, A., Vestbo, J., Bakerly N., et al. 2017. Effectiveness of fluticasone furoate plus vilanterol on asthma control in clinical practice: an open-label, parallel group, randomised controlled trial. Lancet, 390(10109), 2247 - 2255.

60. Zheng, J., Shen, Y., Zhang, Z., Wu, T., Zhang, G., and Lu, H. 2013. Emerging wearable medical devices towards personalized healthcare. In Proceedings of the 8th International Conference on Body Area Networks. https://eudl.eu/doi/10.4108/icst.bodynets.2013.253725. Accessed June 11, 2019.

61. Zhu, M., Sridhar, S., Hollingworth, R., Chit, A., Kimball, T., Murmell, K., Greenberg, M, Gurunathan, S., Chen, J. 2020. Hybrid clinical trials to generate real-world evidence: design considerations from a sponsor's perspective. Contemporary Clinical Trials, 94, 105856. DOI: 10.1016/j.cct.2019.105856.

2 源自真实世界数据的证据：
实用性、局限性及注意事项

[美]迪帕克·B·卡特里

人们越来越关注利用 RCT 以外的数据源产生的证据为治疗决策提供信息并改善整体医疗保健。这些数据被称为 RWD，源于非随机对照试验，如常规临床实践、患者登记及观察性研究。基于 RWD 而形成的证据被称为 RWE。RWE 有效和可靠的前提是充分保证 RWD 及 RWE 的质量。使用 RWE 的优点包括：①直接面向患者，如为治疗方法提供疗效和/或安全性的新证据、为患者选取更合适的治疗方案（即治疗准确性的提高）；②这些证据间接地提高了临床试验设计效率，进而增加试验成功的概率。该证据还提升了监管部门的新药审批效率，使患者更早地获得治疗。此外，RWE 可以促进支付方的报销审批，并提升整个社会医疗资源使用的效率。

必须从两个方面对 RWE 进行质量评估以确保证据质量：①使用代表被测患者属性的 RWD；②RWE 必须源于标准的研究设计和统计方法，并对来自真实世界的调查结果进行总结测试。由于 RWE 基于 RWD，我们必须首先确保 RWD 的质量和有效性。本章中，笔者讨论了个人对 RWD 及 RWE 所带来的机遇和局限性的一些观点，其来源于对最新科学文献的回顾及笔者从试验中得出的看法。此外，笔者将总结关于如何保证 RWD 及 RWE 质量符合标准的注意事项及建议。

如果设计和实施得当，抽样调查具有外部有效性，那么从这种研究中获得的结果可以推广到有代表性的相关人群。相反，精心设计的试验，如控制良好的实验室试验，具有内部有效性，源于此类实验的结果可用于支持因果推断。这两种类型的研究，在社会科学和心理学中被称为"调查试验（survey experiments）"。理想状态下，调查试验有可能产生同时具有内部和外部有效性的结果，并有可能推断出具有普适性的因果关系。关于社会科学中调查实验的设计与应用，Mutz（2011）的书可以作为一个很好的参考。Mutz 挑战了对于研究内部和外部有效性的传统观念，并表明强烈的因果关系不需要以牺牲外部有效性为代价。此外，他还认为远程使用大规模人口样本进行试验是有可能的。从理论上讲，在生物医学领域可以使用 RWD 实现这种目的。

在药物研发和使用中，实效性试验（pragmatic trials）被认为是能够在产生普适性证据的同时，通过平衡内部与外部有效性维持方法纯粹性的一种研究设计方法。20 年前，Roland 和 Torgerson 在《英国医学杂志》上发表了一篇临床综述。在其中，他们区分了

"解释性"试验(如 RCT)和"实效性"试验,前者衡量一种新疗法的"疗效",后者衡量"有效性",而有效性被定义为"该疗法在常规临床试验中产生的益处"。目前,实效性试验的话题颇受关注。在《新英格兰医学杂志》近期发表的一篇综述中,Ford 和 Norrie 引用了《临床试验》杂志中的一期特刊,其中包含 12 篇文章,侧重于讨论实效性试验中的伦理和监管问题。《临床流行病学杂志》也发表了题为"实效性试验和真实世界的证据"的一系列文章,共 8 篇。第 1 篇,Zuidgeest 等(2017a)将理论设计方案与实效性试验的实践相结合。Worsley 等在第 2 篇描述了实效性试验在试验场所选择方面的挑战以及对结果的有效性、准确性和普适性的影响。第 3 篇,Rengerink 等解决了在常规临床医疗环境中进行试验时,识别、招募和保留参与者带来的挑战。在下一篇中,Kalkman 等探讨了将实效性试验作为在常规医疗环境中产生证据的一种方式。这与 GetReal 联盟在创新药物倡议中制订的将 RWE 尽早纳入药物生命周期的战略目标一致。由 Zuidgeest 等撰写的第 5 篇,讨论了作为对照组的常规医疗及如何分配治疗方案。接下来,Welsing 等(2017)分析了实效性试验中不同类型的结果及其适用性,以此评估此类结果的设计选择、影响和挑战。第 7 篇中 Irving 等关注设计选择对实效性试验实际执行情况的影响。Meinecke 等在第 8 篇中着重探讨了实效性试验在数据收集和管理上挑战及解决方案,其中,需要确保数据具有准确性及完整性的同时,保证对临床实践的低程度干扰。这一系列的 8 篇文章对于那些想了解并设计能产生 RWE 的真实世界研究(real world studie,RWS)感兴趣的研究人员和从业人员来说是一个很好的资源。

Ford and Norrie(2016)针对实效性试验的前景及局限性提出了更概括的观点:

> 没有任何一项试验,不管是实效性试验还是其他试验,可以回答关于医疗技术价值的所有潜在问题。对实用主义的务实态度是在可行和合理的情况下采用实效性试验的特征,而且这些特征不影响试验质量,也不影响回答相关临床问题的能力。

因此,在使用 RWD 产生 RWE 并同时满足内部和外部有效性的过程中充满了困难。为了了解观察性数据在解决传统临床试验所回答的相同临床问题方面的效果如何,Bartlett 等研究了 2017 年在高影响力期刊上发表的临床试验,这些试验被认为可以使用来自保险索赔和/或 EHR 的观察数据进行重复。但他们发现,只有 15%(33/220)的试验可以通过保险索赔或 EHR 数据进行重复。因此,作者提醒,尽管 RWE 有可能成为临床试验的补充,使用观察性方法及数据源来评估未在常规临床实践中广泛使用的医疗产品的安全性和疗效是不可行的。笔者的观点是,目前,RWD 和 RWE 主要可以用来补充 RCT 中获得的药物疗效证据,并调查药物在现实世界人群的普遍适用性。当然,如果能在 RWD 的质量和获取方面有所改进,这种情况在未来可能会改变。本章将进一步讨论以下 6 个问题:①什么是药物研发和临床实践背景下的 RWD;②为什么 RWD 很重要;③RWD 在哪些方面可以发挥作用;④为确保高质量的 RWE,需要什么样的研究设计和统计方法;⑤应用实例;⑥总结。

2.1 什么是药物研发和临床实践背景下的真实世界数据

在综合临床相关信息以推进医疗保健的过程中,RWD 和 RWE 正成为重要术语。与这两个术语相关的科学文献数量也逐渐上升。为更好地了解 RWD,Makady 等(2017)对 PubMed 中 2005 年 1 月 1 日至 2016 年 12 月 31 日,共计 12 年的文献进行了综述。他们最初在 PubMed 中检索到 496 篇相关文献,但对灰色文献的额外检索又发现66 篇。最近几年里,科研人员对 RWD 和 RWE 兴趣飞速上升。笔者于 2019 年 8 月 8日在爱思唯尔的 SCOPUS 数据库中,检索摘要、标题或关键词中含有"real world data"的文献,共发现 15 297 篇相关文献,其中 1 975 篇属于医学领域。当检索词替换为"real world evidence"时,共发现 901 篇相关文献,其中 801 篇来自医学领域。同样,笔者以"real world data"和"real world evidence"为检索词在 PubMed 中进行检索,分别发现 2 705 及 871 篇相关文献。短短几年内相关文献数量的快速增长清楚地反映了利益相关者对该主题的高度关注,也展现了 RWD 和 RWE 研究领域的健康发展。这并不令人吃惊,因为从理论上来讲,基于 RWE 的医疗产品评估可以节省大量资金。2011 年,该行业在第 3、4 阶段的临床试验共花费 224 亿美元,估计单一药物研发总成本为 29 亿美元。

由于证据的质量不仅受是否选择合适统计方法的影响,更重要的是受数据质量和所关注的患者群体代表程度的影响。因此,每当从这些数据中产生证据时,有必要明确定义并准确描述 RWD。由于 RWD 差异较大,这一点尤为重要。RWD 来源广泛,每种来源都有其相关的内在偏倚和由测量误差引起的质量问题,当基于该数据为患者健康相关决策提供证据时,必须考虑到所有这些问题。Makady 等根据发表的文献和利益相关者访谈,对 RWD 的定义进行了综述。他们总结道:"大量的作者及利益相关者对 RWD 没有一个官方定义",亦没有采用国际药物经济学与结果研究协会(International Society for Pharmacoeconomics and Outcomes Research,ISPOR)和英国制药行业协会(Association of the British Pharmaceutical Industry,ABPI)等专家小组制订的定义。由于 RWD 的来源和类型各不相同,很难得出一个单一的、包罗万象的 RWD 定义。RWD 的一个早期通用的定义可追溯到十多年前,ISPOR 工作组将其简单地定义为"用于决策的数据,且这些数据不是通过传统的随机临床试验收集的"。

基于利益相关者访谈,Makady 等表示"所有利益相关者都承认 RCT 产生的数据不是 RWD。"这个发现与最近 Khosla 等提出的工业界观点一致,"RWE 是在规定的 RCT背景之外,通过分析源自医疗场所中的数据而得出的。"根据 Makady 等的看法,RWD 有两种来源:源自索赔及注册数据库的数据和研究设计收集的 RWD,如观察性研究和实效性临床试验。利益相关者访谈中出现的 RWD 的例子包括:任何不作为 RCT 部分而收集的健康信息记录、在没有使用盲法和特殊的纳入/排除标准情况下收集的观察数据、从未随机分配的非控制环境中产生的数据以及常规临床实践中收集的数据。无论 RWD的来源如何,源自这些数据不同质量的证据都可以被不同的目的所接受,这取决于它们是否"适合"回答研究者感兴趣的具体研究问题,或帮助实际决策。"适合目的"意味着研究者对可能导致错误决策的错误结论具有不同容忍度,因为这些错误决策也取决于对不同风险-效益/成本-效益情景的容忍度。Khosla 等强调，从临床前到第 4 阶段和商业化药物的所有研发阶段都可以从 RWD/RWE 中受益，例如该数据/证据可用于塑造目标产品形象、设计 3 期临床试验、实现注册/批准、实现准入和报销、维持准入和展示持续价值。每个应用可能都有自己的可接受容限水平，以支持决策过程获得正确证据的概率。

2.2　为什么真实世界数据很重要

为了理解 RWD 的重要性，我们必须首先思考为什么单靠 RCT 不能为患者的治疗方案选择提供足够的临床证据。RCT 是高度控制的实验，通过随机化治疗和仔细监测患者对研究方案的依从性，来检验对新研究性疗法（new investigational therapy，NIT）疗效的假设。RCT 中收集的证据被认为是评估新研究性疗法对病理指征疗效的"金标准"。这些证据来源于将新研究性疗法与对照组比较，如果存在其他治疗方法，则与标准疗法（standard of care，SOC）进行比较；如果不存在其他治疗方案，则与安慰剂进行比较。治疗的随机化、对研究员及参与者使用盲法和预先制订的研究及其数据分析方案是 RCT 有效的前提。这种研究设计在 20 世纪下半叶出现，是研发和批准新药、医学设备和医疗技术的"方法学金标准"。RCT 是精心控制的实验，因此，需要使用精挑细选的、严格的纳入/排除标准来约束研究设计并限制患者参与。

上述实践局限性被认为是 RCT 的两个主要缺陷之一。由于 RCT 通常是在有限的患者样本中进行的，它们往往不能充分代表临床上见到的更广泛的患者群体。图 2.1 使用假设的数据说明在 RCT 数据中可能遇到的潜在偏倚和代表性的缺乏。图中显示的两类数据可以被想象成一个维恩图，其中 RCT 数据是一个在代表真实世界数据大圆圈中嵌套的小圆圈。RCT 和真实世界研究数据的样本均值和方差可能存在很大的差异。如图 2.1 中所示，由于 RWD 相关的临床终点变化较大，从 RCT 数据中推断疗效可能会导致过度乐观地预计患者在临床诊疗中的获益。基于这种夸大预期的临床治疗决策可能会对某些患者产生较其他患者更多的负面影响。图 2.1 中，RCT 数据中临床终点指标的平均值（9.9）低于 RWD（11.7）。假设控制较好的 RCT 导致了更乐观的结果，那么 RWD 中 Y 轴上的高值（例如＞15）可被认为代表不会从治疗中受益的患者。除非通过收集和分析 RWD 获得 RWE，否则对现实世界了解，特别是现实世界与 RCT 结果的偏差，在很大程度上讲是未知的。

为获得和比较来自 RCT 和 RWD 中体患者可能获益的证据（个性化医疗的本质），方法之一是通过在研究设计中预先指定个体患者的最小临床差异（minimum clinically meaningful impact，MCMI）（例如，在接受治疗后，患者的临床终点指标与基线值间的变化），然后计算在 RCT 和 RWD 中达到这种最小临床差异的患者比例。笔者从前讨论过相关观点，并认为如果可获得接受某种治疗的患者达到最小临床差异的比例，那么就可以通过一个容易解释的概率表来客观地回答临床决策问题。基于此，所有参与患者治疗的利益相关群体（包括患者本人）都将能够获得简单问题的可理解的答案（参考 Khatry 2018a，以便进行深入讨论）：①患者对治疗 A 有反应的概率是多少；②患者对 A、B 两种

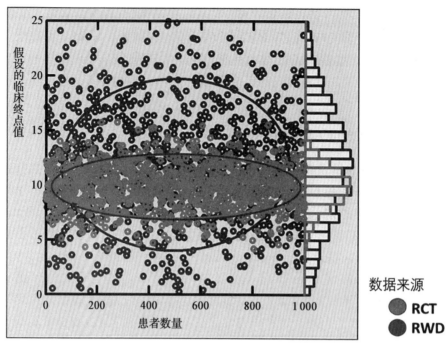

图 2.1

注：一个假设的例子，测量 1 000 名加入 RCT 的患者治疗后的主要临床终点数据，以及 1 000 名在诊所接受治疗的患者 RWD。椭圆表示每种数据类型在一个标准差之内的平均值情况。图 2.1 的右侧显示了与假设数据相关的直方图。RCT 数据的算术平均值和标准差分别为 9.9 和 1.93。RWD 的算术平均值和标准差分别为 5.79 和 11.7。RCT 和真实世界对应数据的变异系数分别为 20% 和 50%。虽然这些数据是假设的，但它们描绘的是现实世界中可能遇到的真实情况。文中将进一步讨论作者为什么认为这种差异很重要。

治疗方案的可能反应相差多少，治疗 A(e. g. ,新研究疗法)，治疗 B(标准疗法)；③与 A 相比，对 B 的治疗没有反应的风险是多少；④治疗 A 在引起反应方面比治疗 B 更好的概率是多少；⑤治疗 A 比治疗 B 对患者更有效的概率是多少。在另一篇相关的文章中，笔者展示了如何用不同的诊断准确性标准和临床疗效标准强化模拟临床试验设计，从而获得一种药物比另一种治疗方法更有效的证据以及其对个体患者获益程度的疗效证据的概率。RWD 可以极大地帮助进行这种模拟。

同样，在那篇"为什么大多数临床研究无用"的高引用文章中，Ioannidis 认为："在理想化的临床试验条件下研究治疗效果是很有吸引力的，但现实生活中，研究结果的可推广性仍然存在局限。"Cole 和 Stuart 早些时候也表达了同样的观点，他们认为相较观察性研究设计，RCT 通常具有更强的内部有效性，但它们仍然受到缺乏外部有效性的限制。在此必须注意"随机化"的一个非常重要的限制。尽管在临床试验中，治疗方法被随机分配给各个患者，但试验本身并没有使用随机化方案来对被随意选择且研究者关注的患者群体进行抽样。因此，RCT 构成了患者的非概率样本，与任意抽样、立意抽样、配额抽样、同伴推动抽样法等一样，具有类似在可推广性上的限制。关于各种概率和非概率抽样方案的例子和局限性的相关讨论，可以在 FDA 首次出版的关于以患者为中心的药物研发指南中找到。

RCT 的第 2 个缺陷也与"偏倚"的倾向性有关。除采用非概率样本进行的 RCT 可能存在偏倚，因而不能充分代表真实世界患者群体外，更重要的是，研究中的随机化是在干预前进行的，所以也会出现偏倚。RCT 的偏倚控制目标可能因实施随机化后发生的事件而受到严重破坏，如患者中断治疗或更换药物、对治疗方案的依从性差、补救治疗、参与者死亡，或因其他可能原因导致的数据丢失。这就是欧洲药品管理局（European Medicines Agency，EMA）和美国 FDA 等监管机构对"预判"的潜在使用感兴趣的原因。该预判要求在统计方案中预先指定如何分析伴发事件（intercurrent event）。在关于临床试验统计原则的既定指南（ICH E9）的增补部分，A.1 节（目的和范围）有正式陈述：随机试验可不受基线干扰，但在试验和临床实践中发生的某些事件，使治疗效果的描述和解释变得复杂。在本增补章节中，伴发事件指试验治疗开始后出现的事件，包括使用其他治疗（如补救治疗、方案违禁用药或后线治疗）、停止治疗、治疗转组或出现终端事件（如在某些情况下的死亡）。

因此，这里需要注意的一个重要区别是，RCT 提供了在相对狭义的非概率研究样本中新研究疗法平均临床疗效的证据，而真实世界研究（RWS）则提供了在更广泛的经常接受临床治疗的患者群体中疗法有效性的证据。

2.3　真实世界数据在哪些方面可以发挥作用

Khosla 等总结了 RWD 的潜在用途，它贯穿了从药物发现、产品研发到商业化过程中的重要问题，如与疾病流行情况和未满足的医疗需求、患者从诊断到治疗的途径、患者群体特征、临床试验方案的可行性、临床应用的安全性和有效性，以及产品在真实世界的使用。他们认为，这些证据可以用来塑造目标产品的形象，设计关键的 3 期临床试验，实现药物注册/批准，实现药物准入和报销，以及在持续临床使用的同时保持回访。同样，Bate 通过提出以下具体问题，为深入了解 RWD 在药物研发周期各个阶段的潜在用途提出案例。

1）有多少人患该病症的同时患有合并症 x 和 y，或者目前有哪些药物用于治疗某种疾病，以及在多大程度上遵循了临床指南（发现阶段）？

2）基于早期试验的疗效和耐受性结果，目前的治疗途径是否会受到新药的影响，或者具有这类产品特征的药物解决具体领域未满足的需求的可能成本如何（早期研发阶段）？

3）为设计 3 期临床试验，试验人群中什么程度的基本不良事件发生率属于合理预期，或者如何修改 3 期临床试验方案中的纳入标准以减少招募问题（后期发展阶段）？

4）在不同患者群体中引入一种新药可能会对预算产生哪些影响，或在临床实践中早期使用该药可能会出现哪些潜在的安全问题（注册/市场准入阶段）？

5）如何利用电子病历进行大型临床试验，以显示药物的相对有效性，或在哪些患者群体中出现药物依从性问题？

显然，使用 RWD 产出有意义的 RWE 可被广泛应用，笔者设想它们的潜在应用可横跨整个生物-制药研发过程,即从药物发现直到产品全生命周期管理。

2.4 为确保高质量的真实世界数据,需要什么样的研究设计和统计方法

图 2.2 展示了典型的 RCT 和 RWS 之间的相似之处和重要区别。这两类研究的时间流程由连接顺序排列方框的箭头来说明。两类研究的出发点相似,都是为了研究药物影响相关问题。第 5 和第 6 两个顺序框在两类研究之间也是相似的,表示数据分析和结果收集的步骤。第 2、3、4 顺序框显示了两类研究之间的重要差异。RCT 的顺序从研究设计和撰写研究方案以及预先准备统计分析计划开始,继而是选择研究地点,随机招募患者,然后是前瞻性的数据收集。这一顺序在 RWS 中有所改变。RWS 的顺序是从回顾性选择 RWD 开始,接下来进行研究设计、撰写研究大纲及预先准备统计分析计划,然后通过使用倾向性评分代替随机化以减少偏倚。图 2.2 中的最后一组方框表示两类研究分别产生了哪种主要证据。RCT 产生药物疗效的证据,RWD 产生药物临床有效性的证据。有趣的是,最近 Selker 等提出了一个将这两类研究联系起来的框架。这些作者提出了他们所谓的"从疗效到有效性(efficacy-to-effectiveness,E2E)的试验",即把疗效试验的积极结果无缝地过渡到临床有效性试验部分,从而有效地产生药物的疗效和临床有效性的证据。Selker 等提出的其他方法包括"疗效和有效性同时评估(efficacy and effectiveness too,EE2)",即试验中同时处理疗效和有效性。此外,还有 E2E 和 EE2 方法的混合体,即这两种试验方法不同程度的重叠。

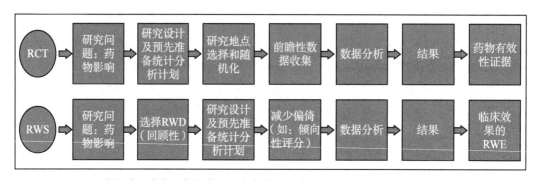

图 2.2 随机对照试验和真实世界研究在收集临床证据方法的异同及证据本身的差异

除了药物疗效和临床有效性的证据外,RWS 还可以产生其他可用于整个药物发现到产品全生命周期管理过程的重要证据。如前文所述,RWE 的质量将取决于如何合适地应用,以及使用者是否愿意容忍不同程度的错误,这些错误可能导致随后的应用中出现错误决定并最后得到错误结论。出于内部决策的目的,在药物发现或早期研发应用时,容错水平可能被设定得相对较高。而在药物研发后期,或在向外部利益相关者,如监管者、处方者、付款者和制定临床指南方面有影响力的关键意见领袖(key opinion leader,KOL)介绍时,对容错要求更为严格。因此,RWS 的最佳设计和分析的统计方法将取决于 RWD 的属性以及研究的具体目标和受众。

2007 年,一个 ISPOR 工作组被委托审查非随机研究中混杂因素的统计质控并提出

建议。该工作组成员来自欧洲、加拿大和美国的工业界、学术界及政府且均有医学、流行病学、生物统计学、公共卫生、卫生经济学和药学科学方面的相关经验。工作组制订了一份报告，专门讨论了改善非随机研究中治疗效果的因果推断方法。他们对一般的分析技术和最佳实践提出了具体建议，包括在多变量建模前使用分层分析、多变量回归（包括模型性能和诊断测试）、倾向性评分、工具变量以及包括边际结构模型和敏感性分析的结构模型技术。Johnson 等对该工作组的建议进行了详细描述，最近 Berger 等又将良好实践的建议进行了简化。

Corrao 和 Cantarutti 也对如何基于 RWD 建立可靠证据的方法、注意事项和建议作了出色的描述。Corrao 为研究人员提供了一个方法学框架，描述了在大型队列中作为另一种分析完整队列的抽样策略；控制结局和暴露错误分类的方法；分析测量的和未测量的混杂因素的技术；基于医疗利用数据的观察性研究框架中对于随机不确定性的具体考虑；以及对良好研究实践的建议。

美国和欧洲的监管机构正在积极参与、支持并尝试使用基于 RWD 的 RWE，因为他们认为 RWE 可能加速监管决策。作为《21 世纪医疗法案》中倡议的一部分，美国 FDA 于 2018 年 6 月发布了第 1 个以患者为中心的药物研发指南草案，并于 2019 年 10 月发布了 4 部指南草案中的第 2 部。这份文件旨在指导申办者在患者疾病负担和治疗的经历中，识别什么是最重要的。FDA 发布这份指南草案的同时，还发表了一篇关于患者参与的新观点文章，该文章由 FDA 官员共同撰写，发表在《自然综述：药物发现》上。在最近由一些欧洲监管机构共同撰写的另一份出版物中，Eichler 等在 2020 年建议使用透明合作的平台，如 EMA 的方法鉴定程序或由 FDA 和其他公共机构提供的类似程序。他们提醒说，为了使监管者和其他决策者接受新的分析方法，需要像评估一种新药的方式一样进行测试和验证："前瞻性、控制良好并根据预先商定计划"。欧洲和美国监管机构撰写的监管指南草案和已发表的观点性论文中提供了关于利用 RWD 生成 RWE 的包含了研究设计、数据限制和统计方法的详细图表（有兴趣的读者请具体参阅 FDA 2018，2019；Calvert 等 2019；Eichler 等 2020）。

2.5 应用实例

现在笔者将采用一些案例来说明 RWE 的潜在应用。笔者将从一个假设性的、非常简单的严重哮喘的案例开始。5%～10% 的哮喘患者经历过严重哮喘（即尽管用大剂量吸入性皮质激素和长效 β 受体激动剂治疗，病情仍控制不佳），这种严重哮喘是复杂的和异质的。三种抗嗜酸性粒细胞的生物制剂（葛兰素史克的 mepolizumab、梯瓦制药的 reslizumab 和阿斯利康的 benralizumab）最近被监管机构批准上市，这些药物有可能在临床上用于治疗严重哮喘患者。让我们假设图 2.3 显示了哮喘控制测试（asthma control test，ACT）得分的点密度分布。哮喘控制测试是哮喘控制质量的主要临床终点，患者在 RCT 中和实际治疗中使用这 3 种药物其中一种进行治疗，后对其进行评估。哮喘控制测试是一个患者自评的 5 个条目并有一定信度的哮喘控制评估方法。哮喘控制测试回忆期为 4 周，得分 ≤19 分即被全球哮喘防治创议（Global Initiative for

Asthma，GINA)定义为哮喘控制不佳的患者。在 RCT 和 RWD 之间，假设数据中平均值、中位数和标准差没有明显差别(见图 2.3 图例)，但在 RCT 数据分布偏右侧，说明向更高的分数倾斜。从这两组数据中可以获得哪些有用的临床证据？它们是否为不同的利益相关者(如患者、医师和支付者)提供了有意义的决策辅助信息，以决定是否在临床上使用该药物。

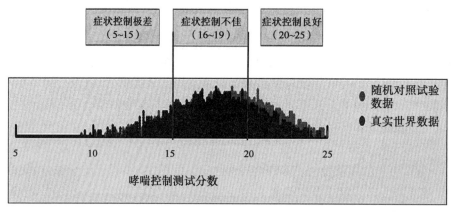

图 2.3

一个用新疗法治疗后，来自 RCT 和 RWD 的各 1000 名严重哮喘患者哮喘控制测试评分的假设案例。RCT 的算术平均值、标准差和中位数分别为 18.8、2.9 和 18.9。RWD 的算术平均值、标准差和中位数分别为 17.8、2.9 和 17.9。在 RCT 中，34.1%(341/1000)的患者在接受新治疗后哮喘得到了良好的控制；而在 RWD 中，仅 22.1%(221/1000)的患者在接受新的治疗后出现相同结局。因此，RCT 中治疗后控制良好的患者比从真实世界的临床实践中的多 54%。这些关于 RCT 和临床实践之间差异的证据对利益相关者来说是否重要？作者的观点将在文中进一步讨论。

图 2.3 显示的假设数据中可以提取的一个重要的、潜在且有利于临床的证据是：RCT 中 34.1%(341/1000)的患者在接受新的治疗后哮喘控制良好，而 RWD 中只有 22.1%(221/1000)的患者在现实环境中接受同样疗法后，哮喘得到了良好的控制。因此，如果达到哮喘控制良好(哮喘控制测试评分＞19)是一个临床治疗目标，那么现实世界接受治疗的患者实现目标的概率是 22%，而 RCT 数据显示为 34%。在现实世界中，单个患者的临床有效性比 RCT 结果的预期疗效低 54%，这些证据对于采用这种治疗方法的决定来说是否重要，是否有用。在确定 RCT 数据与 RWD 的差异是否重要时，不同的患者、处方者和支付者会有自己的标准。此外，这些信息将与其他临床相关信息一起使用，如是否有替代产品可用于治疗，不同产品的临床有效性证据有何不同，应用的难易程度、使用频率及成本有哪些潜在差异(如皮下注射与静脉注射)等。这里的关键点是，RWD 为具体的问题提供证据，从而促进更明智的临床决策。

现在让我们来看看一些如何使用来自 RWD 的案例。下面关于从 RWD 中合成证据的讨论源于笔者的亲身经历。作为阿斯利康的前雇员，笔者参与了抗嗜酸性粒细胞生物制剂（抗 IL5rαmAb）贝那利珠单抗的研发，以治疗严重哮喘和慢性阻塞性肺病（chronic obstructive pulmonary disease，COPD）患者。贝那利珠单抗目前在全球销售的商品名为 Fasenra，用于治疗严重的哮喘患者。当贝那利珠单抗最重要的 3 期临床 RCT 正在进行时，阿斯利康领导层决定，寻找与"嗜酸性粒细胞"疾病本身有关的平行 RWE，以及抗嗜酸性粒细胞生物制剂如何使这些患者受益，这对于向利益相关者交流科学与临床知识非常重要。此外，如果 3 期临床试验成功并获得监管部门批准上市，这些证据在商业化过程中也可能有用。阿斯利康公司与南加州凯撒医疗中心（Kaiser Permanente in Southern California，KPSC）签署了一项协议，使用他们研究库中的大型管理 RWD 来进行具体研究。阿斯利康的同事 Trung Tran、笔者、南加州凯撒医疗中心的 Robert Zeiger 和其他研究人员合作，从他们的 RWD 中获得了有意义的 RWE，并且共同发表了 7 篇同行评议论文。这些论文提供了与严重哮喘和 COPD 相关的宝贵临床意见，以及使用贝那利珠单抗等抗嗜酸性粒细胞疗法的其他潜在临床意义。

我们对南加州凯撒医疗中心的 RWD 进行了预先制订的有计划的分析，综合得出了以下临床相关的有用的见解。

1）人口医疗管理计划和临床实践应考虑血液中测量的嗜酸性粒细胞数量，以此作为一个额外的生物标志物，以协助识别成年持续性哮喘患者与具有未来恶化或过度使用短效 β2 激动剂的高风险的患者。

2）患有持续性哮喘且血液中的嗜酸性粒细胞计数为 $300/mm^3$ 或更高，可能标志着该儿童未来哮喘恶化风险增加，疾病负担更重（Zeiger 等，2015a）。

3）高风险、高依从性患者较高的疾病负担表明，医疗机构和临床医师需要针对这一亚组提供较高水平的阶梯式医疗，更多的哮喘专业医疗，关注相关的合并症，并审慎地使用现有或新的生物制剂。

4）在具有 COPD 诊断代码（AS‐COPD）的持续性哮喘（persistent asthma，PA）患者中，与血液嗜酸性粒细胞水平升高相关的疾病负担更大，这表明 COPD 和 PA 之间有共同的炎性反应成分。

5）哮喘的人群治疗管理计划需要识别慢性口服皮质类固醇使用者，以便对患者进行更深入的管理和治疗。

6）全球哮喘防治创议四级或五级治疗、频繁的哮喘发作、过度使用抢救性支气管扩张剂和血液中嗜酸性粒细胞计数升高是患有 PA 成年人（18～64 岁）哮喘相关总医疗费用增加的独立成本预测指标。

7）为了改善 COPD 患者的预后，人口医疗管理计划和临床实践可以考虑测量血液中的嗜酸性粒细胞数量，以鉴别血液中嗜酸性粒细胞升高的表型。这些人可能会从特定的抗炎性反应和抗嗜酸性粒细胞疗法中受益。

显然，这些分析南加州凯撒医疗中心管理数据的真实世界研究，提供了许多与严重哮喘有关的具有临床意义的见解，其中包括证明血液中的嗜酸性粒细胞水平在临床上可作为哮喘表型化管理的重要考虑因素。我们对独立的 RWD——国家健康和营养调查（National Health and Nutrition Examination Survey，NHANES）的单独分析进一步证实了从 RWD 中获取的关于血液嗜酸性粒细胞在严重哮喘中的重要性的临床证据。在分析了国家健康和营养调查数据后,我们发现血液中嗜酸性粒细胞计数较高的哮喘患者比嗜酸性粒细胞计数较低的患者经历了更多的哮喘发作。

其他关于从 RWD 产生证据的例子越来越多地出现在文献中。一个经常被引用的例子是"索尔福德肺研究(Salford Lung Study,SLS)"。索尔福德肺研究收集了电子健康注册数据并评估了糠酸氟替卡松对英国 COPD 患者的有效性和安全性。75 家全科医师诊所、索尔福德和南曼彻斯特的 128 家社区药店以及 2 家医院参加了一项为期 12 个月、开放标签的 3 期临床试验,其中 2 799 名患者被 1:1 随机分配接受每天一次的 100 μg 糠酸氟替卡松和 25 μg 维兰特罗的吸入组合,或继续他们现有的治疗。关于索尔福德肺研究案例研究的详细讨论,以及 Patients Like Me 进行的另一项关于肌萎缩性侧索硬化症(amyotrophic lateral sclerosis,ALS)的大型观察研究,请读者参考 Khosla 等所著论文。在另一篇最近发表的综述中,Webster 和 Smith 提出了在慢性粒细胞白血病(chronic myeloid leukemia,CML)患者中使用 RWE 的理由。他们报告说,在慢性粒细胞白血病中,RWE 为早期治疗提供了关键信息,并为了解患者对治疗的看法提供了可能,这种来自真实世界的信息将帮助临床医师更好地优化治疗。因此,RWD 和 RWE 已经参与帮助临床决策,并产生了很多与整个医疗生态系统相关的见解。

2.6 总结

随着技术的发展和计算机辅助分析技术的进步,使用 RWD 生成 RWE 的速度有望继续加快。然而,RWE 的可靠性和有效性必须通过严格遵守数据质量和"科学调查方法"的基本原则来保证,其中包括精心设计的研究、预先指定的统计分析计划和对关键结果的独立验证。数据更多不一定更好,必须小心避免"垃圾进垃圾出(garbage-in-garbage-out,GIGO)"的情况。尽管 RWD 生成 RWE 的过程中,有关注意事项和建议指南可能存在差异,但 ISPOR - ISPE 特别工作组就医疗决策中的 RWE 提供了合理的程序式的实践建议。ISPOR - ISPE 特别工作组推荐了以下 7 个标准。

1) 预先确定一项研究是探索性研究或是评估治疗效果的假设(hypothesis evaluating treatment effectiveness,HETE)。

2) 在进行数据分析之前,在公共研究注册网站上发布评估治疗效果的假设的研究方案和统计分析计划。

3) 公布研究结果,证明符合和/或偏离研究方案和预先统计分析计划。

4) 实现透明化,以便其他研究人员能够复制研究结果。

5) 在独立数据上验证研究结果。

6) 解决发表后他人对研究方法学的批评。

7) 在设计、研究过程和传播研究中包括关键利益相关者。从 RWD 产生的许多类型的探索性与评估治疗效果的假设的证据,可以在整个药物发现/研发到产品全生命周期管理的连续过程中得到应用,个别研究可以基于预先确定的符合目的的应用,设计不同的误差容忍度。

参考文献

1. Bakerly, N. D., Woodcock, A., New, J. P., Gibson, J. M., Wu, W., Leather, D., and Vestbo, J. 2015. The Salford Lung Study protocol: a pragmatic, randomized phase III real-world effectiveness trial in chronic obstructive pulmonary disease. Respiratory Research, 16, 101. DOI 10.1186/s12931-015-0267-6.

2. Bartlett, V. L., Dhruva, S. S., Shah, N. D., Ryan, P., and Ross, J. S. 2019. Feasibility of using real-world data to replicate clinical trial evidence. JAMA Network Open, 2 (10), e1912869. doi:10.1001/jamanetworkopen.2019.12869.

3. Bate, A. 2016. Designing and incorporating a real-world data approach to interna-tional drug development and use: what the UK offers. Drug Discovery Today, 21(3), 400-405.

4. Berger, M. L., Sox, H., Eillke, R. J., Brixner, D. L., Eichler, H.-G., Goettsch, W., Madigan,

5. D., Makady, A., Schneeweiss, S., Tarricone, R., Wang, S. W., Watkins, J., and Mullins, C. D. 2017. Good practices for real-world data studies of treatment and/or comparative effectiveness: Recommendations from the joint ISPOR-ISPE Special Task Force on real-world evidence in health care decision making. Pharmacoepidemiology and Drug Safety, 26, 1033-1039.

6. Calvert, M. J., O'Connor, D. J., and Basch, E. M. 2019. Harnessing the patient voice in real-world evidence: the essential role of patient-reported outcomes. Nature Reviews Drug Discovery, 18, 731-732.

7. Cole, S. R. and Stuart, E. A. 2010. Generalizing evidence from randomized clinical trials to target populations: The ACTG 320 Trial. American Journal of Epidemiology, 172, 107-115.

8. Corrao, G. 2013. Building reliable evidence from real-world data: methods, cautious-ness and recommendations. Epidemiology Biostatistics and Public Health, 10(3), e8981-1-e8981-40.

9. Corrao, G., and Cantarutti, A. 2018. Building reliable evidence from real-world data: Needs, methods, cautiousness and recommendations. Pulmonary Pharmacology & Therapeutics, 53, 61-67.

10. Denton, E., Hore-Lacy, F., Radhakrishna, N., Gilbert, A., Tay, T., Lee, J., Dabschek, E., Harvey, E. S., Bulathsinhala, L., Fingleton, J., Price, D., Gibson, P., O'hehir, R., and Hew, M. 2019. Severe asthma global evaluation (SAGE): An electronic platform for severe asthma. Journal of Allergy and Clinical Immunology in Practice, 7(5), 1440-1449.

11. Eichler, H.-G., Koenig, F., Arlett, P., Enzmann, H., Humphreys, A., Petavy, F., Schwarzer-Daum, B., Sepodes, B., Vamvakas, S., and Rasi, G. 2020. Are novel, non-randomised analytic methods fit for decision-making? The need for prospective, controlled and transparent validation. Clinical Pharmacology & Therapeutics, 107(4), 773-779.

12. European Medicines Agency. 2017. ICH E9 (R1) Addendum on Estimands and Sensitivity Analysis in Clinical Trials to the Guideline On Statistical Principles For Clinical Trials. Step 2b. https://www.ema.europa.eu/en/documents/scientific-guideline/draft-ich-e9-r1-addendum-estimands-sensitivity-analysis-clinical-trials-guideline-statistical_en.pdf (accessed on June 9, 2020).

13. Food and Drug Administration. 2018. Patient-Focused Drug Development: Collecting Comprehensive and Representative Input. Guidance for industry, Food and Drug Administration staff and other stakeholders. Draft Guidance. https://www. federalregister. gov/documents/2018/06/13/2018-12636/patient-focused-drug-development-collecting-comprehensive-and-representative-input-draft-guidance (accessed on June 9, 2020).

14. Food and Drug Administration. 2019. Patient-Focused Drug Development: Methods to Identify What Is Important to Patients. Guidance for Industry, Food and Drug Administration Staff and Other Stakeholders. Draft Guidance (accessed on June 9, 2020).

15. Ford, I. and Norrie, J. 2016. Pragmatic trials. The New England Journal of Medicine, 375, 454 - 463.

16. Godwin, M., Ruhland, L., Casson, I., MacDonald, S., Delva, D., Birtwhistle, R., Lam, M., and Seguin, R. 2003. Pragmatic controlled clinical trials in primary care: the struggle between external and internal validity. BMC Medical Research Methodology, 3(28), 7.

17. Ioannidis, J. P. A. 2016. Why most clinical research is not useful. PLoS Medicine, 13 (6), e1002049. doi: 10.1371/journal pmed. 1002049.

18. Irving, E., van den Bor, R., Welsing, P., Walsh, V., Alfonso-Cristancho, R., Harvey, C., Garman, N., Grobbee, D. E., and GetReal Work Package 3. 2017. Series: Pragmatic trials and real-world evidence: Paper 7. Safety, quality and monitoring. Journal of Clinical Epidemiology, 91, 6 - 12.

19. Johnson, M. L., Crown, W., Martin, B. C., Dormuth, C. R., and Eiebert, U. 2009. Goodresearch practices for comparative effectiveness research: Analytic methods to improve causal inference from nonrandomized studies of treatment effects using secondary data sources: The ISPOR Good Research Practices for Retrospective Database Analysis Task Force Report — Part III. Value in Health, 12(8), 1062 - 1073.

20. Kalkman, S., van Thiel, G. J. M. W., Zuidgeest, M. G. P., Goetz, I., Pfeiffer, B. M., Grobbee, D. E., van Delden, J. J. M., and Work Package 3 of the IMI GetReal consortium. 2017. Series: Pragmatic trials and real-world evidence: Paper 4. Informed consent. Journal of Clinical Epidemiology, 89, 181 - 187.

21. Khatry, D. B. 2018a. Demonstrating efficacy and effectiveness in clinical studies with recurrent event as primary endpoint: A simulation example of COPD. Journal of Comparative Effectiveness Research, 7 (10), 935 - 945.

22. Khatry, D. B. 2018b. Precision medicine in clinical practice. Personalized Medicine, 15 (5), 413 - 417.

23. Khosla, S., White, R., Medina, J., Ouwens, M., Emmas, C., Koder, T., Male, G, . and Leonard, S. 2018. Real-world evidence (RWE) — a disruptive innovation or the quiet evolution of medical evidence generation? F1000Research 7, 1111. DOI: https://doi. org/10. 12688/f1000research13585.2.

24. Makady, A., de Boer, A., Hilege, H., Klungel, O., Goettsch, W., and GetReal Work Package 1. 2017. What is real-world data? A review of definitions based on literature and stakeholder interviews. Value in Health, 20, 858 - 865.

25. Meinecke, A.-K., Welsing, P., Kafatos, G., Burke, D., Trelle, S., Kubin, M., Nachbaur, G.,

26. Egger, M., Zuidgeest, M., and Work package 3 of the GetReal consortium. 2017. Series: Pragmatic trials and real-world evidence: Paper 8. Data collection and management. Journal of Clinical Epidemiology, 91, 13 – 22.

27. Mutz, D. C. 2011. Population-Based Survey Experiments. Princeton, NJ: Princeton University Press. Rengerink, K. O., Kalkman, S., Collier, S., Ciaglia, A., Worsley, S. D., Lightbourne, A., Eckert, L., Groenwold, R. H. H., Grobbee, D. E., Irving, E. A., and Work Package 3 of the GetReal consortium. 2017. Series: Pragmatic trials and real-world evi-dence: Paper 3. Patient selection challenges and consequences. Journal of Clinical Epidemiology, 89, 173 – 180.

28. Roland, M. and Torgerson, D. J. 1998. Understanding controlled trials: What are pragmatic trials? BMJ, 316, 285.

29. Rosemann, A. 2019. After-standardizing clinical trials: The gold standard in the crossfire. Science as Culture, 29(2), 125 – 148.

30. Selker, H. P., Eichler, H.-G., Stockbridge, N. L., McElwee, N. E., Dere, W. H., Cohen, T., Erban, J. K., Seyfert-Margolis, V. L., Honig, P. K., Kaitin, K. I., Oye, K. A., and D'Agostino Sr, R. B. 2019. Efficacy and effectiveness too trials: Clinical trial designs to generate evidence on efficacy and on effectiveness in wide practice. Clinical Pharmacology & Therapeutics, 105(4), 857 – 866.

31. Tran, T. N., Khatry, D. B., Ke, X., Ward, C. K., and Gossage, D. 2014. High blood eosino-phil count is associated with more frequent asthma attacks in asthma patients. Annals of Allergy, Asthma & Immunology, 113, 19 – 24.

32. Thomas, M., Kay, S., Pike, J., Williams, A., Rosenzweig, J. R. C., Hillyer, E. V., and Price, D. 2009. The Asthma Control Test™ (ACT) as a predictor of GINA guideline-defined asthma control: analysis of a multinational cross-sectional survey. Primary Care Respiratory Journal, 18(1), 41 – 49.

33. Webster, J. and Smith, B. D. 2019. The case for real-world evidence in the future of clinical research on chronic myeloid leukemia. Clinical Therapeutics, 41(2), 336 – 349. Welsing, P. M., Rengerink, K. O., Collier, S., Eckert, L., van Smeden, M., Ciaglia, A., Nachbaur, G., Trelle, S., Taylor, A. J., Egger, M., Goetz, I., and Work Package 3 of the GetReal consortium. 2017. Series: Pragmatic trials and real-world evidence: Paper 6. Outcome measures in the real-world. Journal of Clinical Epidemiology, 90, 99 – 107.

34. Worsley, S. D., Rengerink, K. O., Irving, E., Lejeune, S., Mol, K., Collier, S., Groenwold, R. H. H., Enters-Weijnen, C., Egger, M., Rhodes, T., and Get Real Work Package 3. 2017.

35. Series: Pragmatic trials and real-world evidence: Paper 2. Setting, sites, and investigator selection. Journal of Clinical Epidemiology, 88, 14 – 20.

36. Zeiger, R. S., Schatz, M., Li, Q., Chen, W., Khatry, D. B., Gossage, D., and Tran, T. N. 2014. High blood eosinophil count is a risk factor for future asthma exacerbations in adult

persistent asthma. Journal of Allergy and Clinical Immunology in Practice, 2(6), 741 – 750.

37. Zeiger, R. S., Schatz, M., Li, Q., Chen, W., Khatry, D. B., Gossage, D., and Tran, T. N. 2015a. The association of blood eosinophil counts to future asthma exacerbations in children with persistent asthma. Journal of Allergy and Clinical Immunology in Practice, 3(2), 283 – 287. e4.

38. Zeiger, R. S., Schatz, M., Li, Q., Chen, W., Khatry, D. B., and Tran, T. N. 2015b Adherent uncontrolled adult persistent asthma: characteristics and asthma outcomes. Journal of Allergy and Clinical Immunology in Practice, 3(6), 986 – 990. e2.

39. Zeiger, R. S., Schatz, M., Li, Q., Chen, W., Khatry, D. B., and Tran, T. N. 2016. Characteristics and outcomes of HEDIS-defined asthma patients with COPD diagnostic coding. Journal of Allergy and Clinical Immunology in Practice, 4(2), 273 – 283.

40. Zeiger, R.S., Schatz, M., Li, Q., Chen, W., Khatry, D.B., and Tran, T.N. 2017. Burden of oral corticosteroid use by adults with persistent asthma. Journal of Allergy and Clinical Immunology in Practice, 5 (4), 1050 – 1060. e9.

41. Zeiger, R.S., Tran, T.N., Schatz, M., Li, Q., Chen, W., Khatry, D.B., Davis, J., and Kawatkar, A.A. 2018a. Drivers of health care costs for adults with persistent asthma. Journal of Allergy and Clinical Immunology in Practice, 6(1), 265 – 268. e4.

42. Zeiger, R. S., Tran, T. N., Butler, R. K., Schatz, M., Qiaowu Li, Q., Khatry, D. B., Martin, U., Kawatkar, A. A., and Chen, W. 2018b. Relationship of blood eosinophil counts to COPD exacerbations. Journal of Allergy and Clinical Immunology in Practice, 6 (3), 944 – 954. e5.

43. Zuidgeest, M.G.P., Goetz, I., Groenwold, R.H.H., Irving, E., van Thiel, G.J.M.W., Grobbee, D. E., and GetReal Work Package 3. 2017a. Series: Pragmatic trials and real-world evidence: Paper 1. Introduction. Journal of Clinical Epidemiology, 88, 7 – 13.

44. Zuidgeest, M. G. P., Welsing, P. M. J., van Thiel, G. J. M. W., Ciaglia, A., Alfonso-Cristancho, R., Eckert, L., Eijkemans, M. J. C., Egger, M., and WP3 of the GetReal consortium. 2017b. Series: Pragmatic trials and real-world evidence: Paper 5. Usual care and real life comparators. Journal of Clinical Epidemiology, 90, 92 – 98.

3 基于人群癌症登记数据的真实世界证据

[美]于斌兵

3.1 引言

和癌症斗争的方式是不断努力寻找治疗药物。癌症作为主要死亡原因,被社会和各国政府广泛认为应当优先予以处理。在世界范围内,每年约有 1 400 万新发癌症病例和 800 万因癌症死亡的病例,且随着人口的老龄化,癌症造成的疾病负担也在增加。尽管对癌症及其治疗方式的研究已经取得了巨大进展,靶向治疗及近年出现的癌症免疫治疗也相继被研发问世,但是许多癌症仍是巨大的挑战,而且仍不理想的生存预后表明患者的临床需求尚未得到满足。药品监管部门对新抗癌药物的批准是建立在获益-风险评估的基础上。然而,随着对癌症基因、分子及临床亚型的研究进展,可用于特定临床试验的患者数量过少以至于无法对药品功效和安全性进行可靠的评估。因此,RWD 和 RWE 也许可以用作传统抗癌药物研发和审批的补充。

RWE 是指从传统临床研究环境之外的数据中收集的信息和证据。RWD 可以在患者注册登记系统、EHR、保险管理机构和个人健康设备中获得。传统上,观察性 RWE 通常产生和应用于临床流行病学研究、医疗产品的安全评估以及监管机构要求的上市后监测研究等领域。

抗癌药物研发中使用 RWD 有很多好处。肿瘤学中,单臂临床试验被越来越多地应用在癌症的历史对照组比较中,特别是预期有很好的治疗效果或与安慰剂进行对照不可行或违背伦理的情况。当医疗机构将试验结果转化为有意义的治疗方案时,选择正确的对照药物至关重要。RWD 可以指导药企选择最合适的对照药物,还可以提供在有/无医疗干预情况下疾病自然进展过程的证据。另外,无进展生存期(progression-free survival,PFS)和/或总体生存(overall survival,OS)数据是药物研发和评估中最常用的功效结局指标。然而,功效评估往往基于研究时间有限的临床试验。因而临床试验通常不足以提供有关癌症治疗的长期安全性或生命质量数据。因此,特别是卫生技术评估(health technology assessment,HTA)的决策者在决策时往往面临着有限的临床试验数据。当临床试验数据有限时,对采用比较性 RWD 解决关于治疗药物的长期效益和风险问题的需求就会上升,例如小细胞肺癌(small cell lung cancer,SCLC)。

使用 RWD 解决无法用临床试验数据回答的临床和政策相关问题吸引了越来越多

人的注意。在本章中,我们描述了如何利用来自基于人群癌症登记的 RWD 来评估癌症的趋势和负担,以及如何利用 RWE 比较特定癌症治疗的长期效益。首先,我们将描述何为基于人群的癌症登记,并介绍该类数据的最重要的疾病负担衡量标准。此外,我们阐述了分析相关指标(癌症发病率、死亡率、生存率)趋势和模式的几种统计方法,并以 SCLC 为例分析如何结合临床试验和基于人群的癌症登记来外推出长期生存数据以估计和比较癌症人群的期望寿命。

3.1.1 基于人群的癌症患者注册登记

持续、稳健且有代表性的癌症发病数据和统计资料对于监测癌症的影响和趋势、确定公共卫生的优先事项及评估社会中癌症防控计划的进展是非常重要的。基于人群的癌症登记的主要目标是通过收集普通人群中所有被诊断为癌症的患者信息来提供数据。第 1 个基于人群的癌症登记处于 1929 年在德国建立。目前全球有几百个癌症登记处,覆盖了约 21％的世界人口。癌症登记的数据均根据国际准则进行标准化,以确保数据的质量、完整性和可比性。最初,癌症登记的作用仅限于描述癌症的负担、趋势及进行地理位置间比较。后来,许多癌症登记逐渐扩大数据收集范围,包括生存数据,以评估癌症治疗的总体功效。最近,临床变量,如既往癌症分期和某些分子生物标志物,被纳入癌症登记,以满足日益增长的个性化医疗和健康差异评估的需要。目前,美国疾病控制和预防中心(Centers for Disease Control and Prevention,CDC)通过国家癌症登记计划向 96％的美国人口收集癌症数据。

癌症患者、医疗保健提供者、公共卫生专业人员、癌症研究人员和政策制定者都需要新发癌症病例和死亡相关的最新信息,以更好地了解癌症的影响和解决癌症的负担。对癌症负担和趋势的可靠评估可以全面展示癌症的影响在不同的地理区域之间的差异和时间变化趋势。此外,这些癌症评估可以为制定癌症控制战略提供参考。生存趋势也被用来评估癌症控制策略在减少癌症影响方面的效果。发病率、生存率和死亡率是癌症流行病学中最流行的衡量标准,它们一直是探索癌症病因、结果以及评估癌症管理计划有效性的主要指标。癌症监测包括从人口水平监测癌症的发病率、生存率、死亡率和流行率的趋势。癌症登记还收集了在整个癌症控制过程中影响癌症趋势的因素,包括健康人群癌症风险、新诊断的癌症病例、癌症的治疗、带病生存情况以及死因(包括死于癌症或其他死因)。为了分析和解释来自以人群为基础的癌症登记中的癌症统计数据,美国国家癌症研究所(National Cancer Institute,NCI)和世界各地的其他机构已经开发了一套统计方法。

3.1.2 癌症发病率和死亡率

癌症发病率和死亡率是公共卫生和癌症防控中基于人群的重要衡量指标。癌症发病率的定义是得了某种类型的癌症的人数。粗发病率通常表示为普通人群中每 10 万人中的癌症病例数,因为粗发病率受到研究队列基本年龄分布的影响。即使两个队列的每个年龄组的具体比率相同,老年人口相对较多的队列往往有更高的粗发病率,因为大多数癌症患者的发病或死亡率随着年龄增长而增加。自然情况下,人口的年龄分布会随着时间的推移而变化,也可能会在不同的地理区域出现差异。在比较不同年份和不同地区的比率时,按年龄分布调整比率可以消除不同年龄分布的影响。

年龄调整发病率(age-adjusted incidence rate,AAIR)常使用最简单和最直接的标准化方法——直接法来计算。假设年龄被分为 I 个区间,例如,79 岁以下,每隔 5 年为一个区间,$\geqslant 80$ 岁为一个区间。设 d_i 为 i 年龄区间的癌症病例数,n_i 为 i 年龄区间中间年份的人口数,$i=1,\cdots,I$。年龄特定的发病率计算为

$$r_i = d_i/n_i,\ i=1,\cdots,I. \tag{3.1}$$

AAIR 是特定年龄发病率的加权平均值,其中特定年龄的加权数是标准人口的相对年龄比例。设 w_i 为标准人群中 i 年龄区间的比例。AAIR 计算方法如下

$$AAIR = \sum_i w_i r_i = \sum_i w_i d_i/n_i \tag{3.2}$$

另一个较少用到的方法是间接标准化,该方法常在没有特定年龄发病率数据时使用。在此,我们重点讨论通过直接标准化计算年龄调整率。死亡率被定义为在特定时间段内,由于特定癌症而死亡的人数。粗略的死亡率和年龄调整死亡率与发病率的定义相似。粗比率有助于通过与另一人群相比,确定某一特定人群的癌症负担和癌症干预的具体需求而不论样本大小。

与癌症生存率和发病率相比,癌症死亡率受诊断不准确及诊断相关偏倚的影响较小,因此从死亡证明中得出的死亡率数据往往被视为癌症进展的最终指标。然而,癌症登记报告的死亡率数据往往缺乏与发病相关的信息,如诊断的年份和年龄、癌症阶段和诊断时的组织学类型。例如,SCLC 有两种亚型,即小细胞癌(约 90%)和合并小细胞癌(约 10%)。虽然目前还不清楚这种划分是否有临床意义,但在考虑治疗方案时可以纳入考虑。对于合并小细胞癌,SCLC 可能与 NSCLC 的另一种组织学成分(大细胞、腺癌或鳞状细胞)混淆在一起,化疗后肿瘤内各亚型的相对平衡可能发生变化。由于癌症的组织学没有记录在死亡证明上,所以无法用美国的死亡数据来估计这两种亚型疾病的死亡趋势。然而,基于人群的癌症登记收集这些类型的数据,并实现计算基于发病情况的死亡率(incidence-based mortality,IBM)。基于发病情况的死亡率允许按与癌症诊断相关的变量对死亡率进行划分并需要高质量的基于人群的癌症登记数据和对癌症患者的生命状态(包括死因)进行密切跟踪。

在某一自然年,d_{ij} 为 i 年龄组中 j 亚组(如组织学亚型)的死亡人数,n_i 为相关人口,w_i 为 i 年龄组与标准人口相比的权重,那么 j 亚组年龄调整后的基于发病率的死亡率计算为

$$IBM_j = \sum_i w_i d_{ij}/n_i$$

基于发病情况的死亡率总估计值是该因素所有级别 j 的基于发病率的死亡率之和,即

$$IBM = \sum_j IBM_j$$

基于发病情况的死亡率总估计值可能与基于死亡证明的死亡率相近,但不会完全相等。一方面,基于死亡证明的死亡率代表了在某一地理区域内发生的所有死亡数,无论患者被诊断出患该疾病时住在哪里。另一方面,基于发病情况的死亡率代表了每一个在被诊断为癌症时属于该患者注册登记覆盖区居民的死亡证明,而不管他们死亡时在什么地方。通常情况下,基于发病情况的死亡率的偏倚相对较小。然而,我们应该对基于发病情况的死亡率分析中可能存在的前导时间偏倚保持谨慎。基于发病率的死亡率的优点是,它可以用来按诊断时与疾病相关的因素划分来计算疾病特异性死亡率。

3.1.3 基于人群的癌症生存率

癌症生存率是监测和评估癌症治疗效果的重要指标之一。由于癌症治疗方法的改进和早期诊断技术的广泛使用,抗击癌症的方式已经取得了长足的进展。如果确诊较早并成功治疗,对于很多类型的癌症,其部分患者可能被治愈。基于人群生存分析的优点使这种研究的结果能代表整个人群,这对癌症防控至关重要。

如果关于死因的信息是准确可靠的,那么可以用特定死因的生存分析来估计癌症患者的生存率。癌症特异性生存函数 $S(t)$ 可以通过将其他原因导致的死亡视为删失数据来计算。然而,在基于人群的癌症研究中,可能出现死因信息错误,或从记录不准确的死亡证明中获得死因等问题,例如,不清楚如何处理"仅验尸"的病例和死因不明的病例。作为一种替代方法,相对生存率经常被用来衡量所研究的癌症导致的净生存率(超额死亡率)。相对生存率的计算方法为

$$S(t) = S_A(t)/S_E(t)$$

其中 t 是癌症诊断后的生存时间;$S_A(t)$ 是癌症患者群体的观察到的整体存活率;$S_E(t)$ 是来自普通人群的对照群体的预期生存率,他们被假定为几乎未患相应癌症。相对存活率的定义意味着一个加性风险模型,其中整体存活率的风险

$$\lambda_A(t) = \lambda_E(t) + \lambda(t) \tag{3.3}$$

$\lambda_E(t)$ 是一般无癌人群的预期死亡风险,$\lambda(t)$ 是癌症引起的超额风险。由于很难获得无癌症个体的队列,所以使用代表一般人群生存的生存表来估计预期生存。基本假设是死于癌症占所有死因的比例可以忽略不计。

相对存活率的估计通常采用精算方法,将诊断后的时间按年度或月度为间隔划分。预期存活率可以从死亡率表中获得,通常通过匹配年龄、性别、诊断年份等方面来计算。使用相对存活率的主要优点是不需要死因的信息,避免了死亡证明不准确或无法获得的问题。

癌症发病率、存活率和死亡率是公共卫生和癌症防控的三大基本人群指标。他们各具特色,但又相互关联。对这 3 个量的估计和解释仍然存在混淆和误解。这 3 个衡量标准之间的关系可以被描述为一个多状态模型,包括从无癌状态到死亡的过渡,包括可能的癌症中间状态。Ellis 等描述了这 3 种测量方法的基本概念,并阐述了它们之间的共

生关系。

设 S 为存活率,C 为新发癌症病例数,D 为诊断后 5 年内因任何原因死亡的癌症患者数。假设所有的癌症患者只死于诊断时的癌症,随访时间至少为 5 年,并且死于癌症的风险在 5 年内是恒定的,那么 5 年生存率可以计算为 $S=1-D/C$。

3.2 基于人群的癌症数据的统计方法

3.2.1 癌症发病率和死亡率的空间模式

癌症发病率和死亡率的空间分析对于理解癌症时空分布模式以及确定基本风险因素非常重要。不同地区的空间异质性可能是由人口结构、年龄结构和其他社会经济因素造成的。然而,由于复杂数据结构的多维性,很难识别地理空间模式及其与人口、环境和其他因素的关联。首先,基本的地理空间数据是二维的,纳入时间趋势将增加另一个维度。此外,人口、环境和其他因素可能是相互关联的,因而增加了它们与所关注的结果变量关联的复杂性。链接微地图(linked micromap,LM)可将地理和统计数据直观地联系在一起,已被证明其在数据探索和癌症统计数据地理空间展示上的重要价值。链接微地图允许用户交互式地查看多个变量,并比较不同地区(如州、县、登记处、医院)和不同时间的统计数据。

Carr 等总结了链接微地图的主要特征和用途。链接微地图包括至少 3 个平行的面板序列,这些面板通过位置链接。3 个基本序列包括微地图、链接图例和常用的视觉图,如癌症趋势的时间序列图。只要存在 3 个基本的面板序列,就可以纳入更多的面板序列。在微地图的面板中,每个区域的名称、该区域统计图形元素和地图位置通过在地理单元的感知组中使用不同的颜色联系起来。通过对地理单元进行不同的分类,可以在地图上显示出不同的统计模式、趋势以及它们之间的联系。由于链接微地图的灵活性和视觉信息性,它们既可用于探索性数据分析,也可用于癌症地理空间模式的交流和展示。州通常是分析和展示美国数据的首选地理单位。由于各州的人口数量足够,在美国收集的数据可以显示多个类型的癌症统计数据的稳定模式的同时保护癌症患者的隐私。

链接微地图可以使用 R 软件包 micromapST 和 micromap 来显示美国 50 个州和哥伦比亚特区(District of Columbia,DC)的各种癌症统计数据。整个绘图被绘制在一个纵向的页面上,以支持快速的视觉查询。每一列针对不同的主题,每个主题显示的信息可以由一个或多个统计变量、地图或州名标签组成。每个州/主题(行/列)组合的图形元素(字形)可以代表一个单一的统计值,例如,通过一个点或横条代表有/没有不确定性测量。每个州的两个数值可用成对数据的散点图或显示数值变化的箭头来表示,例如,在两个时间点之间。单位数值的分布,如每个州内各县的数值,可通过平均值的箱形图进行跨州比较。多对州的数值可以显示为线图或散点图。线形图可以显示时间序列,累积分布,或相对于全国分布的每个州分布的分位图。分类数据可以用堆叠柱状图来表示。用户可以选择行排序、列排序和每个面板使用的字形类型,而不必担心与出版物图形格式要求的绘图组件的大小或间距不符。最终的布局可以保存为各种常见的图像文件格式。

3.2.2　癌症发病率和死亡率的趋势

癌症统计分析中最常见的问题是癌症的发病趋势是否在变化。较多方法可用于研究癌症的发病趋势,这些方法既有优点也有缺点。例如,线性回归和多项式回归都用来描述癌症发病率和死亡率的趋势。比值数据的多项式拟合有一个持续变化的斜率,这使结果解释变得困难。此外,多项式拟合往往在数据的两端有更大的变化性。线性回归可以用来拟合预先指定区间内年龄调整率的对数。由此得出的斜率可以用区间内的年度百分比变化(annual percentage change,APC)来解释。然而,在某种程度上,区间的选择是任意的,而不是由数据决定的。此外,许多癌症类型的发病率和死亡率呈现非线性趋势。

为了解决癌症趋势建模的挑战,Kim 等考虑使用分段线性模型,其中线性分段在变化点处连接。他们提出了一个顺序检验方法来选择分段的数量和估计模型参数。为了建立发病率和死亡率随时间变化的趋势模型,连接点模型具体为下列方程

$$y = \beta_0 + \beta_1 x + \sum_{k=1}^{k} \delta_k (x - \tau_k)^+ + \varepsilon \tag{3.4}$$

其中 y 通常是发病率或死亡率的对数;x 是时间变量,如自然年;$z += max(0,z)$;τ 是中段平均函数发生变化的点的未知位置;变化点的数量 K 被假定为未知。让 $\tau_0 = 0$ 及 $\tau_{k+1} = x_{max}$ 为时间变量 x 的最小值和最大值。因为响应在变化点 τ_k 处是连续的,所以变化点也被称为连接点(Joinpoint),该模型因此也被称为连接点回归模型。

当连接点的数量和位置已知时,可以用最小二乘法来拟合模型。为估计 k 个未知连接点的位置,$\tau_1,\cdots,\tau_k$,可使用网格搜索法来寻找具有最佳最小平方拟合的连接点。网格搜索法的接合点估计只能发生在预先确定的网格上,如,年度网格。一个更精确的估计方法可能允许连接点发生在观测期间的任何时候。然后根据估计的连接点获得回归系数的估计值。基于一系列具有 $K = 0,\cdots,Kmax$ 个连接点的模型,可以得到残差平方和,其中 $Kmax$ 是最大的连接点数量。Kim 等提出了一个顺序检验程序来确定适当的连接点数量。因为该程序是基于多次测试的,所以每次测试的显著性水平都要进行调整,以保持模型过拟合的总体误差率。一旦确定了连接点的数量,就会对回归参数,包括斜率参数和连接点位置,进行渐进推论。基于渐进正态性可得到回归斜率的 p 值和置信区间(confidence interval,CI)。连接点回归模型可在 Joinpoint 软件中实现,该软件可从以下网站下载 http://surveillance. cancer. gov/joinpoint/。

对于连接点模型(3.4),段 $[\tau_{k-1}, \tau_k]$ 的回归斜率为 $k = 1,\cdots,K+1$。

$$\beta_k = \beta_1 + \sum_{j=1}^{k-1} \delta_j$$

如果反应变量 y 是发病率或死亡率的对数,时间变量 x 是自然年,那么回归系数 $exp(\beta_k)$ 的指数可以解释为发病率或死亡率的年度百分比变化,即 $APC_k = exp(\beta_k)$,$k = 1,\cdots,K$。一个被称为平均年度百分比变化(average annual percentage change,AAPC)的总结性指标为年度百分比变化在一个固定的预先指定的区间内的加权几何平均值。

平均年度百分比变化评估可用于比较同一时间区间内两个或更多系列的近期趋势。美国癌症状况年度报告是一份总结癌症发病率趋势的年度出版物，从 2009 年开始报告 5 年的平均年度百分比变化。

3.2.3 癌症生存分析和预测

尽管统计方法是为研究病因特异性生存数据开发的，其计算的是总体存活率或病因特异性生存率，但各种调整后的统计方法已被用来探索基于人群的癌症生存数据的相对生存情况。这些模型可分为两组：无治愈的回归相对生存率和有治愈的相对生存率模型。回归相对生存模型用于估计协变量对生存的影响，并预测未来的生存情况。治愈生存模型用于估计统计学上被治愈的受试者的比例，他们的存活率与一般无癌人群相似。大多数相对生存回归方法对癌症诊断的超额风险(t)进行建模，详见 Eq. (3.3)。对于分组生存数据，Hakulinen 和 Tekanen 提出使用二项式回归模型，并辅以对数链接。Dickman 和 Esteve 等开发了使用患者个体数据和完全似然法估计相对生存的方法。最近，Nelson 以及 Royston 和 Parmar 采用在对数累积超额风险的基础上拟合限制性 3 次样条(cubic spline)的方法，为相对生存数据的估计提供了灵活的参数模型方法。这些模型的主要优点是能够在连续尺度上对时间进行建模，并且可以纳入随时间变化的协变量。最近还开发了其他方法来建立具有时间依赖效应的相对生存模型。

早期诊断和治疗的进展往往会影响患者在特定时间点的存活率，并且将这些进展完全纳入人口层面后，存活率会趋于平稳。因此，对生存趋势进行建模并预测变化点处的最新生存情况，可能有助于理解医疗技术提升和整个患者群体的生存之间的关系。最近，连接点模型被扩展用于研究癌症生存率发展和趋势。生存率连接点模型拟合了增加风险的相对存活率的分段线性回归模型。设 $(t \mid x)$ 为在 x 年被诊断为癌症的受试者在癌症诊断后 t 年的风险函数。连接点生存模型假设

$$\lambda(t \mid x) = \lambda_0(t) exp\left\{\beta x + \sum_{k=1}^{k} \delta_k(x - \tau_k)^+\right\}$$

其中 x 是癌症诊断的自然年，$(\tau_1, \cdots, \tau_k)$ 是连接点的位置，$\lambda_0(t)$ 是基线风险，而 β，$\delta_1, \cdots, \delta_k$ 是参数。这个公式类似于发病率和死亡率的连接点回归模型，但反映的是癌症诊断后的生存率。连接点生存模型已在 R 软件包 JPSurv 中实现。

由于癌症治疗方法的改进和早期诊断技术的传播，抗击癌症已经获得了很大的进展。如果早期诊断并成功治疗，对于多种类型癌症，部分患者可被治愈。治愈率被定义为治愈疾病并成为长期生存者的患者比例。如果不考虑被治愈的患者，可能会导致不正确的推论。此外，对于研究者及政策制定者来说，治愈率本身也是衡量癌症控制的一个有用指标。请注意，癌症的生物学治愈通常是指在人体中根除癌症，不能只通过长期随访和免疫组织化学测试来验证。通过使用源于人群的癌症登记的相对存活率，治愈率可以被解释为存活率变为与无癌症人口相同的患者比例。

混合治愈模型被广泛用于基于人口癌症生存数据建立的癌症净存活率函数 $S(t)$ 模型。该领域早期的工作包括 Boag、Berkson 和 Gage 以及 Cutler 等报告的研究。近期，

Zhang 和 Peng 考虑为基于人群的癌症生存数据建立一个风险混合治愈模型，Lambert 等讨论了非混合治愈模型的应用，Lambert 等为基于人群的癌症生存数据建立了一个有限混合治愈模型。已有各种混合治愈模型应用于预测癌症的发病率和流行率。De Angelis 等通过调整背景死亡率，分析了芬兰结肠癌患者的生存情况。混合治愈模型的生存函数为

$$S(t \mid x) = c(x) + (1 - c(x))S_u(t \mid x) \tag{3.5}$$

其中 x 是协变量向量，$c(x)$ 是治愈率，$S_u(t|x)$ 是未治愈患者的生存函数（潜分布）。$f(t|x)$ 和 $\lambda(t|x)$ 分别表示整个人群的密度和风险函数。通常选用 Logistic 模型对治愈率进行建模

$$c(x) = \frac{\exp(\alpha x)}{1 + \exp(\alpha x)} \tag{3.6}$$

其中 $\alpha = (\alpha_1, \cdots, \alpha_{pa})$ 是系数向量。潜在分布 $S_u(t)$ 可以是参数性的，也可以是非参数性的（分段常数）。例如，对于 Weibull 潜在生存模型

$$S_u(t \mid x) = exp\left\{ - exp\left(\frac{\log t - \mu(x)}{\sigma} \right) \right\}$$

通常情况下，我们假设位置参数与协变量的关系为

$$\mu(x) = \beta x \tag{3.7}$$

其中 $\beta = (\beta_1, \cdots, \beta_{p\beta})$ 是回归系数的向量。请注意，$c(x)$ 和 $\mu(x)$ 中使用的协变量可能不尽相同。因此，分析人员应挑选适当的变量用于每个组成部分。混合治愈模型可在美国国家癌症研究所赞助的软件 CanSurv（https：//surveillance. cancer. gov/cansurv）中实现。

3.3 在小细胞肺癌研究中的应用

SCLC，亦可称为燕麦细胞癌，约占肺癌的 $10\%\sim15\%$。SCLC 通常是无症状的，这意味着它在早期不会出现症状。一旦症状出现，往往意味着肺癌晚期或癌症已经转移。其通常被分成两个阶段，即局限期或广泛期。在局限期，癌症局限于一侧肺部，同时淋巴结也可能受到影响。在广泛期，癌症已经扩散至另一侧肺部。此时，癌症也已经入侵淋巴结及身体的其他部位。如果 SCLC 在早期被发现，治愈的可能性较高。然而，SCLC 是一种具有侵略性的癌症类型，一般来说生存率相当低。在本章中，我们介绍了癌症的统计数据，包括发病率、死亡率和存活率，这些数据来源于监测、流行病学及预后计划（surveillance epidemiology and end result，SEER）中以人群为基础的癌症登记。

我们还分析了 IMpower 133 临床试验，该试验评估了阿替利珠单抗联合化疗治疗一线广泛期 SCLC 的疗效。实验目的是评估接受阿替利珠单抗治疗的广泛期 SCLC 患者的长期生存情况。由于在 IMpower 试验中完全确定总体存活状态的随访时间有限，

长期生存的估计依赖于临床试验中生存曲线的建模和推断。我们讨论了使用源自基于人群的癌症生存数据中的 RWE 为长期生存的推断提供信息方案。

3.3.1　小细胞肺癌发病率和死亡率的空间模式和趋势

我们研究了 2001—2015 年美国 SCLC 发病率和基于发病率的死亡率的空间模式和趋势。发病率和死亡率由 SEER* Stata 软件中提取(http://seerstat. cancer. gov/seerstat/)。首先,我们展示了美国转移期 SCLC 发病率的空间模式。随后用连接点模型研究整个美国的年龄调整后的发病率和基于发病率的死亡率趋势。图 3.1 显示了包括华盛顿特区在内 51 个地区的基于转移期 SCLC 发病率的链接微地图。在横向上,这 51 个地区被分成 3 个区块。顶部和底部的两个大块分别显示了 SCLC 发病率高和低的 25 个州。另一个小的区块有一个面板,包含一个具有 SCLC 发病率中位数的州。每个大的区块又被划分为各由 5 个州组成的小面板。

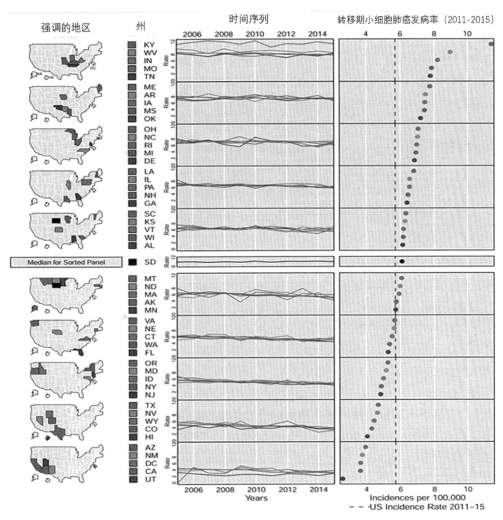

图 3.1　年龄调整后转移期小细胞肺癌发病率

微地图有 4 列。最左边的一栏包含一系列的小地图，每 5 个州一个面板。美国各州地图是调整后的 Monmonier 可见度地图，具有高度概括的边界和极小的州扩大区域。因此，小地图中，州的形状仍然是可识别的，而且足够大，其颜色填充也很容易识别。每张地图后面都有一个州名列表，第 2 栏中的矩形表示该州在地图上的颜色。从前两栏中，我们看到美国中部地区的各州的小细胞癌发病率最高。根据美国癌症协会的资料，吸烟是目前导致肺癌的主要危险因素。约 80% 的肺癌死亡是由吸烟引起的，而在 SCLC 的患者群体中，这一数字可能更高。从未吸烟却患 SCLC 是非常罕见的。SCLC 发病率最高的州与成人吸烟率最高的州高度重合（https://www.cdc.gov/statesystem/cigaretteuseadult.html）。例如，SCLC 发病率最高的 5 个州，即肯塔基州、西弗吉尼亚州、印第安纳州、密苏里州和田纳西州，也在吸烟率最高的名单中。这清楚地表明了吸烟和 SCLC 之间的相关性。从癌症预防的角度来看，必须降低吸烟率以成功降低 SCLC 的发病率。这也表明，中部地区的 SCLC 疾病负担最高。

第 3 栏显示了 2001—2015 年的年龄调整后 SCLC 的发病率趋势。我们看到，SCLC 的发病率在 15 年间略有下降。这表明，尽管 SCLC 稳步下降，但仍然带来极大的癌症负担。最后一栏显示的是 2011—2015 年 51 个州的最新 SCLC 发病率。肯塔基州的 SCLC 发病率最高，每年每 10 万人中有 12 例。整个美国的 SCLC 发病率中位数约为每 10 万人 6.2 例。

我们使用连接点模型进一步量化了年龄调整发病率和基于发病率的死亡率趋势。连接点模型用于 2001—2015 年整个美国的年度发病率和基于发病率的死亡率。参数估计见表 3.1。发病率和基于发病率的死亡率趋势见图 3.2。对于 AAIR，连接点模型确定 2006 年为一个变化点。2006 年之前年度百分比变化为每年 1.17%，2006 年之后为每年 −1.91%。这可能反映了公众对吸烟危害的认识以及戒烟资源的增加。基于发病率的死亡率趋势遵循与发病率类似的模式，在 2009 年有一个变化点，这比 2006 年的发病率变化点晚了 3 年。

表 3.1 SCLC 发病率及基于发病率的死亡率的连接点模型拟合

特性曲线	连接点	第 1 段年度百分比变化	第 2 段年度百分比变化
发病率	2006 年	1.17	− 1.91
基于发病情况的死亡率	2009 年	0.80	− 2.10

3.3.2 基于人群登记数据的小细胞肺癌患者生存趋势

SCLC 患者的生存趋势是衡量癌症治疗进展的一个指标。我们使用 2000—2015 年诊断的广泛期 SCLC 患者的生存数据进行分析。随访时间最长为 15 年。使用生存连接点模型来估计趋势。基于贝叶斯信息准则，生存连接点模型没有确定变化点。SCLC 患者的第 K 年生存率，$K = 0.5, 1, 5$ 见图 3.3。在 15 年随访中，我们发现生存率略有提高。半年生存率仍然在 50% 左右，5 年生存率均在 5% 以下。对于 2015 年诊断的患者，

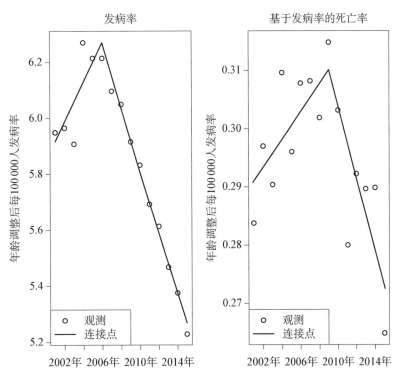

图 3.2 小细胞肺癌发病率和基于发病率的死亡率的连接点模型

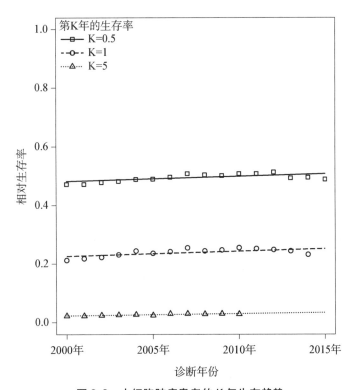

图 3.3 小细胞肺癌患者的 K 年生存趋势

预测的 5 年生存率只有 3.2%。存活率仅增加了 0.17%,标准误为 0.03%。尽管患者人数众多且结果具有高度的统计学意义,但 0.17% 的轻微改善仍表明,SCLC 的治疗进展不大,仍然是一个重要的未满足的患者需求。

由于诊断年份与生存率的提高没有密切关系,我们汇总了 2000—2015 年诊断的患者的所有生存数据,并使用参数模型进行拟合。

我们考虑用有治愈和无治愈的 Weibull 模型进行拟合。参数生存模型的拟合情况如图 3.4 所示。实线是观察到的生存曲线,虚线和点线分别是 Weibull 混合治愈模型和 Weibull 模型的预期生存率。混合治愈模型估计治愈率仅 2%。我们可以发现,两个 Weibull 模型,即有治愈和无治愈,对观察到的生存数据提供了相似的拟合。结果显示,中位生存时间只有 4.9 个月。这表明,根据目前可用的疗法,广泛期 SCLC 在 2015 年之前仍然无法治愈。

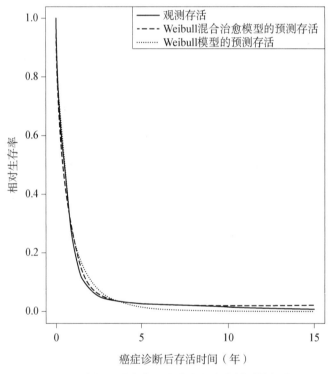

图 3.4　小细胞肺癌存活率的参数生存模型的拟合

3.3.3　小细胞肺癌临床试验的长期生存率推断

IMPower 133 是一项双盲、安慰剂对照的三期随机临床试验,旨在评估阿替利珠单抗联合卡铂(carboplatin,CP)和依托泊苷(etoposide,ET)治疗未经治疗的广泛期 SCLC 患者的效果。患者按 1∶1 的比例随机分配,接受卡铂和依托泊苷与阿替利珠单抗或安慰剂治疗 84 天(诱导阶段),然后是维持阶段,期间根据之前随机分配接受阿替利珠单抗或安慰剂,直到出现不可接受的毒性反应,根据实体瘤反应评价标准 1.1 版评估疾病进展/没有额外的临床获益。两个主要终点是评估意向治疗人群的无进展生存期和总体存活率。共 201 名患者被随机分配到阿替利珠单抗治疗组，202 名患者被分配到安慰剂组。在 13.9 个月的中位随访时间中，阿替利珠单抗的中位总体存活期为 12.3 个月，安慰剂组为 10.3 个月。死亡的风险比为 0.70，95% CI 为 (0.54, 0.91)，P 值等于 0.007。根据已发表的整体存活曲线，使用 Guyot 等描述的算法重建整体存活数据。图 3.5 显示了重建的 IMPower133 整体存活数据的安慰剂组和阿替利珠单抗治疗组的 Kaplan-Meier 曲线。我们看到，Kaplan-Meier 曲线在第 5 个月后开始出现分叉。

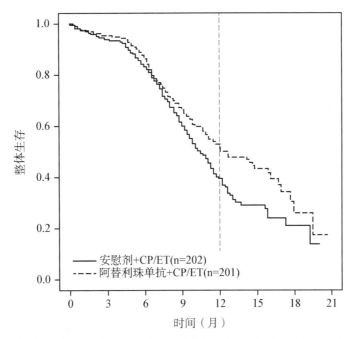

图 3.5 重建后 IMpower 133 整体生存数据的 Kaplan-Meier 曲线

　　临床试验数据可以为创新疗法研究期间的疗效提供证据，但它不能评估该疗法的长期成本效果。成本效果分析是一个重要的工具，可以比较不同医疗技术的相对成本和效果，并提供一种方法来优先分配有限的资源以获得更有效的医疗。增量成本效果比（incremental cost-effectiveness ratio，ICER）是一个常用的衡量成本效果的指标，其中

$$ICER = \frac{E(C_{ID} - C_{SoC})}{E(B_{ID} - B_{SoC})} \tag{3.8}$$

　　C 表示成本，B 表示效益，ID 表示创新药物，SoC 表示标准治疗方法。在 SCLC 的治疗中，ID 是指阿替利珠单抗＋卡铂/依托泊苷，SoC 是指标准化疗＋卡铂/依托泊苷。成本通常以使用的金额表示，而效益则以获得的生命年（life year，LY）或质量调整生命年（quality-adjusted life year，QALY）来衡量。例如，用来比较生存获益的生命年是以整体生存曲线的线下的面积计算的。

　　生存分析是卫生经济学分析和报销决策中估计生命年和质量调整生命年的基础。

临床试验的存活率数据通常有限,因此,推断癌症治疗的长期经济价值是一个挑战。例如,IMpower133 试验的随访时间约为 20 个月,Kaplan-Meier 估计第 20 个月的生存率约为 20%。因此,长期成本效益分析仍然需要对生存期进行外推。由于临床试验的随访时间有限,在提交上市申请时往往缺乏决定性的长期成本效果的可靠证据。由于这些证据与癌症药物的定价息息相关,并处于激烈的争论之中,对于决策者来说,用严格而有力的方法评估癌症治疗的真正经济价值至关重要。

只依靠临床试验的信息,我们可以对临床试验中有限的生存数据进行统计学模型的拟合,并推断出随访时间后的生存情况。图 3.6 显示了基于临床试验生存数据的 Weibull 模型生存推断。在不到 22 个月的试验期间,Weibull 模型的拟合效果良好。两个试验组的生存曲线在第 36 个月时都接近于 0。即使是如此短期的推断,人们也会质疑可靠性,因为很少有人能存活超过第 24 个月。来自基于人群癌症登记的 RWD 可能提供关于长期生存率的宝贵信息。我们能够从 SEER 的 13 个登记中心获得长期生存数据。图 3.6 中的底部虚线显示了 SEER 项目中 2001—2015 年诊断的广泛期小细胞肺癌患者的观察整体存活期。因为如图 3.3 所示,小细胞肺癌的治疗进展不大,我们预计 SEER 数据的治疗模式是化疗。请注意,SEER 数据的观察生存率低于化疗(安慰剂+卡铂/依托泊苷)组的生存率。这可能是由于患者差异或临床试验和真实世界的实践之间的未被测量的差异。

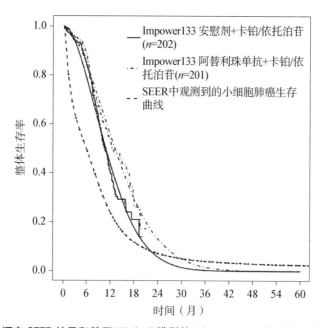

图 3.6　源自 SEER 结果和基于 Weibull 模型的 IMpower 133 试验生存曲线的比较

然而,我们看到 SEER 数据的观察生存曲线和 IMpower133 试验中化疗组的拟合生存曲线在第 24 个月时交叉。这可能会引起人们对仅基于临床试验的生存推断产生质疑。如果临床试验中的化疗组和 SEER 数据采用相同的治疗模式,预计生存曲线将或多或少地成比例。因此,我们预计 IMPower133 临床试验中安慰剂组的长期生存率将略高于 SEER 数据中观察到的小细胞肺癌长期生存率。λ_O、λ_P 和 λ_A 表示从 SEER 数据中观察到的小细胞肺癌生存风险率,分别为 IMPower133 试验中安慰剂组和阿替利珠单抗组的风险率。设 $\hat{\lambda}_P(t)$ 和 $\hat{\lambda}_A(t)$ 为估计的危险函数,设 $\hat{\delta}$ 为 IMpower133 试验中 Weibull 模型的危险率估计值。假设 $t > 18$ 个月时,$\lambda_P(t) = \lambda_O(t)$ 且 $\lambda_A(t) = \delta\lambda_P(t)$。 这意味着安慰剂组的危险率与 SEER 数据中的患者相同。风险率代表了 IMPower133 试验中阿替利珠单抗较安慰剂组的影响,这可以从试验数据中估计出来。将 SEER 数据中的长期风险率替换为安慰剂组的风险率,我们可以得到

$$\lambda_P(t) = \begin{cases} \hat{\lambda}_P(t) & t \leqslant 18 \\ \hat{\lambda}_O(t) & t > 18 \end{cases} \tag{3.9}$$

和

$$\lambda_A(t) = \begin{cases} \hat{\lambda}_A(t) & t \leqslant 18 \\ \delta\hat{\lambda}_P(t) & t > 18 \end{cases} \tag{3.10}$$

将临床试验的短期生存数据和基于人群癌症登记的长期生存数据连接起来,可推算 5 年后 IMpower133 试验中的安慰剂组和阿替利珠单抗的整体存活情况。图 3.7 显示了外推的整体存活率。实线是安慰剂+卡铂/依托泊苷组调整后的整体生存曲线,虚线是

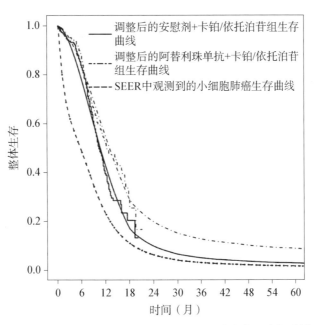

图 3.7　通过纳入基于癌症登记的长期生存数据,对安慰剂
组和阿替利珠单抗组的整体存活情况进行外推

阿替利珠单抗＋卡铂/依托泊苷调整后的生存曲线,其中加入了基于人群癌症登记的长期生存数据。现在,生存曲线没有交叉,这更符合风险比例假设。Guyot 等考虑了临床试验数据的风险函数与外部数据之间关系的各种选择。然而,他们强调,使用外部数据进行外推时需要对数据的相关性和适用性进行主观判断。生存率外推可能对假设很敏感,因此,必须对假设进行检查、讨论和敏感性分析。

3.4 总结

我们在本章中介绍了几个常用的衡量癌症负担和抗癌进展的统计指标。从以人群为基础的癌症登记数据中获得的发病率、死亡率和生存率可代表一般人群,并能够提供癌症影响相关的 RWD。我们描述了用于分析和展示癌症统计数据的统计方法,如链接微图和连接点模型。此外,还介绍了一个简单的例子,说明基于人群的癌症登记的 RWD 可以补充临床试验的信息,为推断癌症患者的长期生存情况提供依据。通过结合临床试验和基于人群的癌症登记数据,我们可以提供一个更合理的长期生存估计。这可以作为成本效果分析中估计增量成本效果比的敏感性分析方法。

参考文献

1. DeVita, V. T. 2004. The 'war on cancer' and its impact. Nature Clinical Practice Oncology, 1 (2), 55 - 55, December.

2. Bouchardy, C., Rapiti, E., and Benhamou, S. 2014. Cancer registries can provide evidence-based data to improve quality of care and prevent cancer deaths. eCancer Medical Science, 8, 413.

3. U. S. FDA. 2019. Submitting Documents using Real-World Data and Real-World Evidence to FDA for Drugs and Biologics. U. S. Department of Health and Human Services, FDA, Silver Spring, MD 20993.

4. Stower, H. 2019. The promise of real-world data. Nature Medicine, Online ahead of print. doi: 10.1038/d41591 - 019 - 00010 - z

5. Skovlund, E., Leufkens, H.G.M., and Smyth, J.F. 2018. The use of real-world data in cancer drug development. European Journal of Cancer, 101, 69 - 76.

6. Booth, C. M., Karim, S., and Mackillop, W. J. 2019. Real-world data: towards achieving the achievable in cancer care. Nature Reviews Clinical Oncology, 16(5), 312 - 325.

7. Parkin, D. M. 2006. The evolution of the population-based cancer registry. Nature Reviews Cancer, 6(8), 603 - 612.

8. Ellis, L., Woods, L. M., Estève, J., Eloranta, S., Coleman, M. P., and Rachet, B. 2014. Cancer incidence, survival and mortality: Explaining the concepts. International Journal of Cancer, 135(8), 1774 - 1782.

9. Anderson, R. N. and Rosenberg, H. M. 1998. Age standardization of death rates: implementation of the year 2000 standard. National Vital Statistics Reports, 47(3), 1 - 16.

10. Chu, K. C., Miller, B. A., Feuer, E. J., and Hankey, B. F. 1994. A method for partitioning cancer mortality trends by factors associated with diagnosis: an application to female breast

cancer. Journal of Clinical Epidemiology, 47(12), 1451－1461.

11. Chen, H. S., Mariotto, A. B., Zhu, L., Kim, H. J., Cho, H., and Feuer, E. J. 2014. Developments and challenges in statistical methods in cancer surveillance. Statistics and Its Interface, 7(1), 135－151.

12. Begg, C. B. and Schrag, D. 2002. Attribution of deaths following cancer treatment. Journal of the National Cancer Institute, 94(14), 1044－1045.

13. Ederer, F. 1961. The relative survival rate: a statistical methodology. NCI Monograph, 6, 101－121.

14. Carr, D. B. and Pierson, S. M. 1996. Emphasizing statistical summaries and showing spatial context with micromaps. Statistical Computing and Graphics Newsletter, 7(3), 16－23.

15. Carr, D. B., Olsen, A. R., Courbois, J. P., Pierson, S. M., and Carr, D. A. 1998. Linked micromap plots: named and described. Statistical Computing and Graphics Newsletter, 9(1), 24－32.

16. Carr, D. B., Wallin, J. F., and Carr, D. A. 2000. Two new templates for epidemiology applications: linked micromap plots and conditioned choropleth maps. Statistics in Medicine, 19 (17－18), 2521－2538.

17. Carr, D. B. and Pickle, L. W. 2010. Visualizing Data Patterns with Micromaps. London: Chapman and Hall.

18. Carr, Jr, D. B., Pearson, J. B., and Pickle, L. W. 2013. Micromapst: state linked micromap plots. R Package Version, 1, 02.

19. Payton, Q. C., McManus, M. G., Weber, M. H., Olsen, A. R., and Kincaid, T. M. 2015. Micromap: a package for linked micromaps. Journal of Statistical Software, 63(2).

20. Kim, H.-J., Fay, M. P., Feuer, E. J., and Midthune, D. N. 2000. Permutation tests for joinpoint regression with applications to cancer rates. Statistics in Medicine, 19(3), 335－351.

21. Lerman, P. M. 1980. Fitting segmented regression models by grid search. Applied Statistics, 29 (1), 77－84.

22. Hudson, D. J. 1966. Fitting segmented curves whose join points have to be estimated. Journal of the American Statistical Association, 61(316), 1097－1129.

23. Yu, B., Barrett, M. J., Kim, H.-J., and Feuer, E. J. 2007. Estimating joinpoints in continuous time scale for multiple change-point models. Computational Statistics and Data Analysis, 51(5), 2420－2427.

24. Clegg, L. X., Hankey, B. F., Tiwari, R., Feuer, E. J., and Edwards, B. K. 2009. Estimating average annual per cent change in trend analysis. Statistics in Medicine, 28(29), 3670－3682.

25. Cronin, K. A. Lake, A. J., Scott, S., Sherman, R. L., Noone, A. M., Howlader, N. S., Henley, J., Anderson, R. N., Firth, A. U., Ma, J., Kohler, B. A., and Jemal, A. 2018. Annual report to the nation on the status of cancer. Part I: national cancer sta-tistics. Cancer, 124 (13), 2785－2800.

26. Hakulinen T. and Tenkanen, L. 1987. Regression analysis of relative survival rates. Applied Statistics, 36, 309－317.

27. Dickman, P. W., Sloggett, A., Hills, M., and Hakulinen, T. 2004. Regression models for

relative survival. Statistics in Medicine, 23(1), 51–64.

28. Estve, J., Benhamou, E., Croasdale, M., and Raymond, L. 1990. Relative survival and the estimation of net survival: Elements for further discussion. Statistics in Medicine, 9(5), 529–538.

29. Nelson, C. P., Lambert, P. C., Squire, I. B., and Jones, D. R. 2007. Flexible parametric models for relative survival, with application in coronary heart disease. Statistics in Medicine, 26(30), 5486–5498.

30. Royston, P. and Parmar, M. K. B. 2002. Flexible parametric proportional-hazards and proportional-odds models for censored survival data, with application to prognostic modelling and estimation of treatment effects. Statistics in Medicine, 21(15), 2175–2197.

31. Giorgi, R., Payan, J., and Gouvernet, J. 2005. RSURV: a function to perform relative survival analysis with S-plus or R. Computer Methods and Programs in Biomedicine, 78(2), 175–178.

32. Pohar, M. and Stare, J. 2006. Relative survival analysis in R. Computer Methods and Programs in Biomedicine, 81(3), 272–278.

33. Pohar, M. and Stare, J. 2007. Making relative survival analysis relatively easy. Computers in Biology and Medicine, 37(12), 1741–1749.

34. Boag, J. W. 1949. Maximum likelihood estimates of the proportion of patients cured by cancer therapy. Journal of the Royal Statistical Society, Series B, 11, 15–44.

35. Berkson, J. and Gage, R. P. 1952. Survival curve for cancer patients following treatment. Journal of the American Statistical Association, 47, 501–515.

36. Cutler, S. J., Axtell, L. M., and Schottenfeld, D. 1969. Adjustment of long-term survival rates for deaths due to intercurrent disease. Journal of Chronic Diseases, 22(6–7), 485–491.

37. Zhang, J. and Peng, Y. 2009. Accelerated hazards mixture cure model. Lifetime Data Analysis, 15(4), 455–467.

38. Lambert, P. C., Thompson, J. R., Weston, C. L., and Dickman, P. W. 2007. Estimating and modeling the cure fraction in population-based cancer survival analysis. Biostatistics, 8(3), 576–594.

39. Lambert, P. C., Dickman, P. W., Nelson, C. P., and Royston, P. 2010. Estimating the crude probability of death due to cancer and other causes using relative survival models. Statistics in Medicine, 29(7–8), 885–895.

40. De Angelis, R., Capocaccia, R., Hakulinen, T., Soderman, B., and Verdecchia, A. 1999. Mixture models for cancer survival analysis: application to population-based data with covariates. Statistics in Medicine, 18(4), 441–454.

41. Peng, Y. and Dear, K. B. 2000. A nonparametric mixture model for cure rate estimation. Biometrics, 56(1), 237–243.

42. Zhang, J. and Peng, Y. 2007. A new estimation method for the semiparametric accelerated failure time mixture cure model. Statistics in Medicine, 26(16), 3157–3171.

43. Yu, B., Tiwari, R. C., Cronin, K. A., McDonald, C., and Feuer, E. J. 2005. CanSurv: a windows program for population-based cancer survival analysis. Computer Methods and Programs in Biomedicine, 80(3), 195–203.

44. Gloeckler Ries, L. A. 2003. Cancer survival and incidence from the surveillance, epidemiology, and end results (SEER) program. The Oncologist, 8(6), 541 - 552.

45. Horn, L., Mansfield, A. S., Szczesna, A., Havel, L., Krzakowski, M., Hochmair, M. J., Huemer, F., Losonczy, G., Johnson, M. L., Nishio, M., Reck, M., Mok, T., Lam, S., Shames, D. S., Liu, J., Ding, B., Lopez-Chavez, A., Kabbinavar, F., Lin, W., Sandler, A., and Liu, S. V. 2018. First-line atezolizumab plus chemotherapy in extensive-stage small-cell lung cancer. New England Journal of Medicine, 379(23), 2220 - 2229.

46. Monmonier, M. 1988. Geographical representations in statistical graphics: a conceptual framework. Proceedings of the Section on Statistical Graphics, 1 - 10.

47. Guyot, P., Ades, A. E., Ouwens, M. J. N. M., and Welton, N. J. 2012. Enhanced secondary analysis of survival data: reconstructing the data from published Kaplan-Meier survival curves. BMC Medical Research Methodology, 12(1), 9.

48. Guyot, P., Ades, A. E., Beasley, M., Lueza, B., Pignon, J.-P., and Welton, N. J. 2017. Extrapolation of survival curves from cancer trials using external information. Medical Decision Making, 37(4), 353 - 366.

4 将真实世界数据和历史数据作为
临床研发的外部对照组

李　擎　[美]陈　光　[美]林建昌
[美]池安迪　[美]西蒙·戴维斯

4.1　临床研发中使用真实世界证据和历史数据的简介

2016 年 12 月,FDA 出台《21 世纪治愈法案》。该法案旨在加速医疗产品的研发,将创新成果更快地带给有医疗需求的患者。在《21 世纪治愈法案》中,提出了使用 RWD 和 RWE 来支持监管决策。2018 年 12 月,FDA 发布了一个新的战略框架,以推进使用 RWE 来支持药物和生物制品的研发。2019 年,美国 FDA 还发布了关于使用 RWD 和 RWE 向其提交文件的指南草案。RWE 和历史数据作为外部对照组在临床研发和药物评价中发挥重要作用。

本章描述了如何在临床研发中采用 RWD 和历史控制作为外部对照。RCT 是临床研究的金标准,但招募大量受试者参加 RCT 是具有挑战性的,特别是针对孤儿药品登记、某些亚型疾病和罕见疾病。此外,有时用平行对照组进行 RCT 是不符合伦理或不可行的。当某种危及生命的罕见病没有被批准的药物时,将患者随机分到安慰剂组可能会引起伦理问题(FDA, 2014b)。尽管进行 RCT 有很多挑战,传统的临床研究也有一些共同的局限性,包括临床研究结果普遍化的问题和迅速上升的时间和金钱成本。由于临床试验有严格的纳入和排除标准,使患者在临床试验中受到限制,可能无法反映真实的临床实践情况。在临床研发中使用 RWD 可以反映现实世界中的实际治疗效果。因此,许多研究人员开始关注将 RWD 与传统临床研究在多样的情境下结合起来。

利用 RWE 和历史对照也有助于进行更精确的效应量估计、终点选择、生物标志物识别和患者选择,从而改善临床试验招募及减少样本量。近年来,已经出现了一些使用 RWE 或历史数据作为对照组,而不是在临床试验中采用标准的平行对照组的药物审批案例。这些案例主要集中在肿瘤学和罕见疾病领域。本章将分两部分展示外部对照在临床研发和审批中的应用:①新药申请(new drug application, NDA)/生物制品许可申请(biologic license application, BLA)中使用外部对照的单臂临床试验;②开放式实验中使用历史对照的跨试验比较。最后,我们还将提供在临床研究中使用外部对照设计研究和分析数据时需考虑的因素,包括研究的选择、数据的可比性、倾向评分模型的选择、基线协变量的选择和检查、敏感性分析和使用外部数据对照的前瞻性研究计划。

4.2 使用外部对照进行初始指示的单臂试验

大多数情况下,新药申请时倾向选择 RCT。已经有一些采用单臂设计的试验成功地通过了 FDA 用于治疗严重疾病和满足未满足医疗需求(FDA,2014a)的药物和生物制品快速项目。然而,很难建立一个客观的参考水平来与单臂研究进行比较。在这种情况下,采用外部对照作为比较组而不是仅采用单一的实验组会很有帮助。这些外部对照组包括历史性的临床试验、自然史研究、患者登记数据和其他类型的 RWD。本节中,我们将举例说明已获批的 3 种在新药申请中使用了外部对照的单臂试验设计的药物。每个具有特点的示例可以说明在临床研发中使用外部对照组的挑战。第 4.2.1 节中的 Strensiq®[阿法酸酶(Asfotase alfa)]案例将展示一个客观的终点和显著高于 RCT 中常见的治疗效果对药物成功批准的贡献。第 4.2.2 节中的 Brineura® (Cerliponase alfa)案例将说明使用外部对照组时,治疗组和历史对照组之间的终点可比性的挑战。第 4.2.3 节中的 Bavencio®[阿维鲁单抗(Avelumab)]案例将介绍如何利用历史登记数据为单臂研究提供支持性证据。

4.2.1 Strensiq® 用于治疗围生期、婴儿期及少年期发病的 HPP 患者

低磷酸酯酶症(hypophosphatasia,HPP)是一种会影响骨骼和牙齿发育的罕见性遗传疾病。自 1936 年该疾病被发现至今,还没有药物被批准用于治疗该病。2015 年 10 月,美国 FDA 批准 Strensiq® 用于治疗围生期、婴儿期和青少年期发病的 HPP 患者。这是美国第 1 个获批用于治疗 HPP 的药物。Strensiq® 是由 Alexin Pharmaceuticals 公司研发的一种创新的酶替代疗法(enzyme replacement therapy,ERT)。该药同时获得了罕见儿科疾病优先审查和突破性疗法认定。

Strensiq® 新药申请中所包含的疗效和安全性证据并非基于传统的随机对照 3 期临床试验。相反,数据来自 4 项临床试验,包括围生期、婴儿期和青少年期发病的 HPP 患者。相关的试验信息如表 4.1 显示,ENB-002-08/ENB-003-08 和 ENB-010-10 研究是单臂研究。这些研究的目的是确定阿法酸酶在治疗围生期/早产期 HPP 患者骨骼方面表现的疗效(以及安全性、长期耐受性和药代动力学情况)。值得注意的是,由于缺乏 HPP 患者的标准治疗方案,这些研究中没有同时进行的对照组,都是单臂研究。

为确定阿法酸酶的疗效,需要一个对照组来证明患者的临床收益。一项自然史研究(ENB-011-10)被用作外部对照组。为了进行公平的比较,基于相似的对照组与阿法酸酶治疗组患者(即为围生期/幼年发病的 HPP 患者),从 ENB-011-10 中抽取了 48 名患者。疗效分析基于该综合的历史-对照数据集。在 ENB-002-08/ENB-003-08 和 ENB-010-10 集合队列中,有 2 名患者因不符合自然史研究 ENB-011-10 的纳入/抽样标准而没有纳入分析。

表 4.1　Strensiq® 研究的相关信息摘要

研究阶段	研究识别号	目标	研究设计和对照类型	试验产品；疗程；途径	患者数量	患者诊断	治疗期限
安全性和有效性评估；第2阶段	ENB-002-08/ENB-003-08	疗效、安全、药代动力学	多国、多中心、开放、单臂式	阿法酸酶：皮下注射，一次 2mg/kg 的输液，然后每周 3 次每天 1mg/kg 皮下注射，增加至每天 3mg/kg	11	围生期/婴儿期发病的 HPP	24 周（ENB-002-08），并可长期延长至 5 年（ENB-003-08）
安全性和有效性评估；第2阶段	ENB-010-10	疗效、安全、药代动力学	多国、多中心、开放、单臂式	阿法酸酶：皮下注射，一次 6mg/kg 的输液，然后每周 6 次每天 1mg/kg 皮下注射，或每周 3 次每天 2mg/kg	59	围生期/婴儿期发病的 HPP	4 年
自然史	ENB-011-10	对围生期/婴儿期发病的低磷酸酯酶症患者进行回顾性病历分析	观察性、自然史、非干预性	N/A	48	围生期/婴儿期发病的 HPP	N/A
安全性和有效性评估；第2阶段	ENB-006-09/ENB-008-10	疗效、安全、药代动力学	多国、多中心、开放、单臂式	阿法酸酶：皮下注射，每周 3 或 2 3mg/kg（或每周 6 次每天 9mg/kg）	8	青少年期发病的 HPP	24 周（ENB-006-09），并可额外延长至 3.5 年（ENB-008-10）
自然史	ALX-HPP-502	对青少年发病的 HPP 患者进行回顾性病历分析	观察性、自然史、非干预性	N/A	32	青少年期发病的 HPP	N/A

表 4.2 显示,在年龄和种族方面,两组人口和基线特征是平衡的,而地理区域是不平衡的。然而,在影响治疗效果方面,地理区域变量没有其他变量那样重要。通过选择具有相似人口统计学和基线特征的患者,两组具有了可比性。

表 4.2　人口统计学和基线特征——ENB‑002‑08/ENB‑003‑08 和 ENB‑010‑10 与 ENB‑011‑10(所有符合条件的样本)

指　标	ENB‑002‑08/ENB‑003‑08 和 ENB‑010‑10 阿法酸酶($n=68$)	ENB‑011‑10 历史对照组($n=48$)
出现症状年龄(月)		
数量	68	48
平均值(标准差)	1.6(1.69)	1.1(1.67)
中位数	1.0	0.03
最小/大值	0,6	0,6
性别(%)		
女	37(54.4%)	22(45.8%)
男	31(45.6%)	26(54.2%)
种族(%)		
美国印第安人或阿拉斯加原住民	0	1(2.1%)
亚裔	7(10.3%)	2(4.2%)
黑人或非裔美国人	0	3(6.3%)
夏威夷原住民或其他太平洋岛民	0	0
其他	2(2.9%)	2(4.2%)
白人	54(79.4%)	40(83.3%)
未知	5(7.4%)	0
地理区域(%)		
欧洲	27(39.7%)	8(16.7%)
北美洲	35(51.5%)	37(77.1%)
其他	6(8.8%)	3(6.3%)

主要终点是从出生到最后一次随访期间的死亡时间,即总生存期(overall survival, OS);次要终点是开始使用有创呼吸机或死亡时间,即无创呼吸机生存期。这两个时间‑事件终点均用生存率(在任何一种情况下没有发生相关事件患者的百分比)、中位生存时间、风险比、Kaplan-Meier 曲线和对数秩检验估计。

表4.3中,使用阿法酸酶的治疗组证明了在整体存活期评估中,阿法酸酶的治疗效果均良好。此外,如表4.4所示,治疗组在无呼吸机生存率方面显示出了优越的治疗效果。

表4.3 整体存活率——ENB-002-08/ENB-003-08和ENB-010-10与ENB-011-10(所有符合条件的样本)

指　标	ENB-002-08/ENB-003-08和 ENB-010-10 阿法酸酶($n=68$)	ENB-011-10 历史对照组($n=48$)
终点存活(%)	62(91.2%)	13(27.1%)
相应的95% CI	(81.4%,97.3%)	(15.3%,41.9%)
从出生到死亡的时间(天为单位)		
数量	68	48
平均值(标准差)	1397.3(949.06)	1113.1(1891.23)
中位数	1353.0	270.5
最小/大值	73,3487	1,7211
风险比 (阿法酸酶/历史对照组)	0.089	
相应的95% CI	(0.039,0.202)	
对数秩检验 P 值	<0.0001	

表4.4 无呼吸机生存率——ENB-002-08/ENB-003-08和ENB-010-10与ENB-011-10(All Qualified Enrolled/Extracted)

指　标	ENB-002-08/ENB-003-08 和ENB-010-10 阿法酸酶($n=68$)	ENB-011-10 历史对照组($n=48$)
终点存活(%)	45(66.2%)	12(25.0%)
相应的95% CI	(54.6%,78.2%)	(13.6%,39.6%)
从出生到死亡的时间(天为单位)		
数量	68	48
平均值(标准差)	1234.8(989.95)	930.6(1725.85)
中位数	1078.0	236.0
最小/大值	21,3487	1,7211
风险比 (阿法酸酶/历史对照组)	0.278	
相应的95% CI	(0.162,0.478)	
对数秩检验 P 值	<0.0001	

这些主要和次要的终点是客观生存终点。其表现了药物对患者生存的直接临床益处，表明了临床证据可靠性。极好的治疗效果也可以在所有的汇总统计中看到，这对于成功获得卫生部门对使用外部对照组的批准至关重要。由于使用外部对照组的研究设计不像 RCT 那样严格，因此，正如 FDA 统计审查员的意见，FDA 认为基于历史对照组产生的证据水平较弱。显著的治疗效果也使得试验结论在进行不同的敏感性分析后依然成立。使用外部对照的假设检验在可信度方面也具有局限性。这个例子中，以前提出的所有推论性统计数字（如 P 值）都被认为是支持性，而不是确认性的，在最终产品中不应该提出任何推论性统计数据。

4.2.2　Brineura® 用于治疗一类特殊形式的巴顿病

巴顿病，也称为神经元类脂褐素病（neuronal ceroid lipofuscinose，NCL），是一类罕见、致命且具有遗传性的神经系统疾病。据估计，美国每 10 万名新生儿中有 2～4 人受到巴顿病的影响，因此其被认为是一种罕见的疾病。巴顿病是英国儿科医生弗雷德里克-巴顿命名的，他在 1903 年首次描述了这种疾病。然而，直到最近才有相关药物获批。2017 年 4 月，FDA 批准由 BioMarin Pharmaceutical 公司研发的 Brineura®（Cerliponase alfa）用于治疗一种特殊形式的巴顿病。它是 FDA 批准的第 1 个用于减缓有症状的 3 岁及以上患晚期神经元蜡样脂褐质沉积症 2 型（ceroid lipofuscinosis type 2，CLN2）[又称三肽基肽酶-1（tripeptidyl peptidase-1，TPP1）缺乏症]患者行走能力丧失的治疗方法。Brineura® 的生物许可申请获得了优先审查和突破性疗法认定的称号。

与 Strensiq® 的申请相似，Brineura® 的生物制品许可申请并非基于传统的三期 RCT。该申请包括来自一/二期临床试验、首次人体试验、单臂、开放、剂量递增试验（研究 201）和治疗扩展研究（研究 202）的数据。来自 DEM－CHILD 数据库的 42 名可评估患者的自然史队列被用作历史对照组（研究 901）。表 4.5 汇总了相关研究的信息。

表 4.5　相关临床研究列表

研究编号	阶段和设计	研究人群	治疗臂	样本量	持续时间
190－901	基于注册数据的非治疗性自然史对照队列	任何被诊断为某种类型的神经元蜡样脂褐质沉积症（包括神经元 CLN2）的儿童。诊断通过基因测试证实	无	总体:69 可评估:42	范围:2～61 个月（根据输入 DEM－CHILD 数据库的数据）
190－201	1/2 期，首次人体试验，单臂，开放标签，剂量递增	患有轻度至中度神经元 CLN2，且基线运动-语言综合评分≥3 分（在运动和语言领域各得至少 1 分）的≥3 岁儿童	每 8 周进行一次脑室内注射 -30 mg -100 mg -稳定的剂量	纳入试验:24 完成试验:23	稳定剂量的治疗期为 48 周
190－202	对完成试验 190－201 的受试者进行治疗延伸研究		每 8 周进行一次脑室内注射:300 mg	23	稳定剂量治疗延长期，长达 240 周

这类疾病没有被广泛接受的客观终点,本研究的终点是基于神经元 CLN2 评分量表。这种独特的神经元 CLN2 评分表给疗效评估带来了更多的挑战。首先,应仔细评估自然史队列对照组(研究 901)和治疗组(研究 201/202)之间神经元 CLN2 评估量表的可比性,因为这些研究不是在同一时间进行的;因此,量表的定义可能不同。第二,研究 201/202 中的每位患者在试验期间的每次评估均只由一位临床医生进行。整个试验过程中,每次后续评估都可能由不同的临床医生来审查。这种方法为评估评分者之间的可靠性带来了潜在的问题。第三,在研究 901 中,神经元 CLN2 的评估并不是每隔一段时间规律进行的,所以在整个研究中,对同一病人的评估方法可能是不同的。因此,临床结果评估(clinical outcome assessment,COA)基于两部分。第 1 部分是评估 Brineura® 的安全性、耐受性、药代动力学和疗效(常见流程),第 2 部分是评估神经元 CLN2 评估量表的适用性以及该评分表在治疗组和自然史外部对照组之间的可比性。

针对临床结果评估,我们将介绍神经元 CLN2 评估量表,然后讨论其可比性。完整版的神经元 CLN2 评估量表是一个临床医师报告结果(clinician-reported outcome,ClinRO)量表,包括 4 个维度:运动、语言、视觉和癫痫发作。表 4.6 列出了每个维度定义。在这项试验中,运动和语言(motor and language,ML)总分(从 0~6)为运动和语言维度得分相加。然而,从表中可以看出,研究 901 和研究 201/202 使用了两个不同版本的神经元 CLN2 评估量表,这可能影响结果的可比性。治疗效果可能源于研究 901 和研究 201/201 之间不同的评分标准带来的混杂因素,而不是药物的真实效果。因此,FDA 要求申请人提交一份完整的证据档案,包括评估自然史对照和治疗之间 CLN2 评估量表可比性的分析。该机构倾向于由研究 201/202 的临床医师对研究 901 中患者的所有录像带进行重新评分,但由于历史数据的视频可用性和患者隐私法的限制而不可行。由于语言评估问题和隐私法,申请人只使用研究 201/202 中一个参与点的视频子集($n=71$)进行分析。在研究 201/202 中,每个患者在每个时间点都只由一位临床医师评分,所以还需要对选定的视频进行补充评估。因此,需通过图形方法、加权 Kappa 和列联表来评估 201/202 的临床医师的原始评分,研究 201/202 培训师重新评分,以及研究 901 的神经元 CLN2 评估量表开发者的重新评分间一致性的强度。

表 4.6　神经元 CLN2 评估量表完整版

项目		Hamburg 量表	
		研究 901	研究 201/202
运动	3	正常行走	大体上步态正常,没有明显共济失调,没有病态跌倒
	2	经常摔倒,明显的笨拙	可独自行走,定义为能够在没有支撑的情况下行走 10 步。会有明显的不稳定,可能会有间歇性的跌倒
	1	行走时需他人帮助或爬行	需要外部帮助才能行走,或只能爬行
	0	行动不便,大多卧床不起	不能走路或爬行

续表

项目	Hamburg 量表		
		研究 901	研究 201/202
语言	3	正常	明显的正常语言：语言可以理解，且与年龄相符，未发现衰退
	2	可识别的异常	语言异常可被识别：使用短语表达一些词语的概念及要求或需要。这个分数标志着从以前的能力水平（从儿童达到的个人最高水平）下降
	1	难以理解	几乎无法被理解，很少有可理解的词语
	0	无法理解或没有语言	没有可理解的词语
视觉	3	能够识别想要的物体，并抓住	
	2	抓取物体时不协调	
	1	对光有反应	
	0	对视觉刺激无反应	
癫痫发作	3	3 个月内无癫痫发作	
	2	3 个月内癫痫发作 1～2 次	
	1	每月癫痫发作 1 次	
	0	每月癫痫发作超过 1 次	

　　表 4.7 总结了所有时间点录像的加权 Kappa，以及运动维度、语言维度和总分的评估。Landis 和 Koch 建议的加权 Kappa 标准有助于解释不同评分者之间的一致程度。

表 4.7　所有视频和评估时间点的加权 Kappa 值

神经元 CLN2 评估量表比较研究比较组		运动维度加权 Kappa	语言维度加权 Kappa	运动和语言总分加权 Kappa
研究 201/202 的临床医师（"现场"评估）	研究 201/202 的培训者（36 个视频评估）	总体：0.93 基线：0.76 201 第 25 周：1.00 201 完成：1.00 202 第 25 周：1.00	总体：0.82 基线：0.93 201 第 25 周：0.79 201 完成：0.67 202 第 25 周：0.80	总体：0.92 基线：0.92 201 第 25 周：0.93 201 完成：0.89 202 第 25 周：0.93
研究 201/202 临床医师（"现场"评估）	研究 901 CLN2 开发者（43 个视频评估）	总体：0.88 基线：0.67 201 第 25 周：0.92 201 完成：1.00 202 第 25 周：0.90	总体：0.53 基线：0.57 201 第 25 周：0.55 201 完成：0.34 202 第 25 周：0.62	总体：0.74 基线：0.67 201 第 25 周：0.78 201 完成：0..69 202 第 25 周：0.79

神经元 CLN2 评估量表比较研究比较组		运动维度加权 Kappa	语言维度加权 Kappa	运动和语言总分 加权 Kappa
研究 901 CLN2 开发者(36 个视 频评估)	研究 201/202 培训师(36 个视 频评估)	总体:0.94 基线:0.91 201 第 25 周:0.90 201 完成:1.00 202 第 25 周:1.00	总体:0.56 基线:0.59 201 第 25 周:0.50 201 完成:0.50 0.48 202 第 25 周:0.67	总体:0.82 基线:0.82 201 第 25 周:0.77 201 完成:0.80 202 第 25 周:0.88

注:<0.00=一致性差;0.00~0.20=轻度一致性;0.21~0.40=一致性程度一般;0.41~0.60=一致性程度中等;0.61~0.80=一致性程度较强;0.81~1.00=一致性程度很强。

结果显示,运动和语言总分的加权 Kappa 值表明实验一致性程度均为较强或很强。然而,如果对结果进行单独观察,我们会发现,与语言维度相比,运动维度在整体和每个时间点上的评分一致性要高得多。这种相对较低的一致性表明,治疗组与历史对照组之间的终点可比性存在潜在问题。对运动和语言总分的加权 Kappa 结果应谨慎解释,因为较高的加权 Kappa 值可能主要源于总分中运动领域部分观察到的较高的一致性。

图形评估和列联表也得到类似的结论。运动维度的一致性很强,但语言维度可能会存在不一致的问题。根据神经元 CLN2 量表的可比性分析,临床结果评估统计审查员认为,申请人提交的关于外部对照研究 901 和治疗研究 201/202 之间神经元 CLN2 量表可比性的支持性证据不够有力。基于对神经元 CLN2 量表的一致性分析的评估,该机构建议只关注运动维度。

根据研究 201/202 的不同选择标准,对两个分析人群进行了疗效分析。表 4.8 显示,研究 901 和研究 201/202 之间的性别和出生年代不均衡,但研究 201/202 的两个人群之间相似。因此,所进行的分析主要是基于人群 1。

表 4.8 人口统计学和基线特征概要

指标	研究 901($n=42$)	研究 201/202 人群 1($n=22$)	研究 201/202 人群 2($n=24$)
性别			
男	25(60%)	7(32%)	9(37.5%)
女	17(40%)	15(68%)	15(62.5%)
基因型			
2 个关键突变	24(57%)	9(41%)	9(38%)
1 个关键突变	11(26%)	6(27%)	8(33%)
无关键突变	7(17%)	7(32%)	7(29%)
出生年代			
1980s 前	4(10%)	0	0

续表

指标	研究 901($n=42$)	研究 201/202 人群 1($n=22$)	研究 201/202 人群 2($n=24$)
1980s	2(5%)	0	0
1990s	19(45%)	0	0
2000s	16(38%)	12(55%)	13(54%)
≥2010	1(2%)	10(45%)	11(46%)

主要疗效分析基于与关键变量匹配的数据集,以控制不平衡的基线协变因素。关键变量,包括基线的运动评分、年龄±3 个月和基因型,被用来匹配研究 201/202 的 22 名受试者与研究 901 的 42 名受试者。表 4.9 总结了分析结果,在第 96 周的随访中,应答率差异较大且差异显著。

研究还进行了其他分析,包括下降时间、序数分析和二元 Logistic 回归。鉴于这不是一个标准的 RCT,研究人员使用了 Cox 回归控制关键协变量,包括基线年龄、基线运动评分和基因类型。表 4.10 中汇总了分析结果。所有的统计分析都可以证实治疗的效果。

表 4.9　患者应答率(应答者:不可逆转的 2 类下降或运动维度得分为零)

指标	随访时间	研究 901(自然史)($n=17$)	研究 201/202(Brineura®)($n=17$)	差异	比值比
应答率 n(%)	随访至第 48 周	13(76%)	16(94%)	18%(19,51)	0.25(0.005,2.53)
	随访至第 72 周	11(65%)	16(94%)	29%(7,61)	0.17(0.004,1.37)
	随访至第 96 周	6(35%)	16(94%)	59%(24,83)	0.09(0.002,0.63)

表 4.10　其他分析结果汇总

分析类型	模型	风险比/比值比	95% CI
至不可逆转的 2 类下降或运动维度得分为零的时间	协变量:基线年龄、运动评分和基因型	风险比:0.141	(0.02,1.14)
有序运动得分定义为 0,1,2 和 3	协变量:基线年龄,和基因型	比值比:0.17	(0.05,0.6)
二元 Logistic 回归	协变量:基线年龄、运动评分和基因型	比值比:0.08	(0.007,0.86)

在这个例子中,我们看到了罕见病发展过程中终点的可比性所带来的挑战,这是必须在设计阶段就考虑到的。第 4.4.2 节中将针对该问题进行更详细的讨论。

4.2.3　Bavencio® 用于转移性默克细胞癌(Merkel cell carcinoma, MCC)患者

两个罕见病案例证明使用历史数据作为外部对照是可行的。肿瘤治疗领域中,一些治疗需求未满足的患者也希望看到有前景的药物能更快上市。许多加速批准的药物基于以客观的总缓解率(overall response rate, ORR)为终点的单臂临床试验(FDA,2018b)。寻找一个可与单臂试验相比较的参考总缓解率,取决于患者接受的具体疾病和治疗方案。有时,从 RWD 或历史对照中获得的客观参考水平有助于进行公平比较。

2017 年,美国 FDA 加速审批了 Bavencio®(Avelumab)作为成人和 11 岁以上转移性默克细胞癌患者的治疗方法(FDA,2017b)。支持 Bavencio® 在转移性默克细胞癌患者中的临床疗效和安全性证据的主要分析来自研究 003,这是一项有 88 名患者参加的单臂试验。对于主要疗效终点,最佳总缓解率为 33%,95% CI 为(23%,44%)。第二疗效终点——缓解持续时间(duration of response, DOR)从 2.8~23.3 个月(持续)。缓解持续时间 6 个月的患者百分比的 Kaplan-Meier 估计为 93%(95% CI:74%,98%),缓解持续时间 12 个月的患者百分比估计为 75%(95% CI:53%,87%)。

表 4.11　研究 003 结果汇总

分析种类	Avelumab($n=88$)n(%)
确认缓解	29(33.0%)
完全缓解	10(11.4%)
部分缓解	19(21.6%)
疾病稳定	9(10.2%)
疾病进展	32(36.4%)
未评估	18(20.5%)

将研究 003 的疗效结果与研究 Obs001 进行比较,后者是一项基于登记数据的回溯性病历回顾研究。这项研究从 iKnow Med 电子健康记录数据库中选择了来自美国的 686 名患者。根据疾病类型、随访时间和先前的治疗,14 名免疫功能正常的患者被确定为参考组。这组患者最接近研究 003 的人群。14 名患者的总缓解率为 28.6%(95% CI:8.4,58.1),中位缓解持续时间为 1.7 个月(95% CI:0.5,3.0)。由于受试者数量有限,分析中所匹配的关键变量只关注基础疾病,没有考虑人口统计学变量。与研究 003 相比显示药物可使总缓解率适度提升并极大改善缓解持续时间。

在这个例子中,匹配仅基于几个变量和来自登记数据的少量患者。因此,鉴于历史数据的局限性,这个外部对照组只被认为是支持性证据。即便如此,对于一种

严重的、危及生命的疾病,在没有美国 FDA 批准的疗法和已知的治愈性疗法时,历史对照组提供了一个可比的客观参考水平。在这个例子中,缓解持续时间的比较提供了支持性证据,这对于标准治疗下具有同样较短缓解持续时间的疾病是非常重要的。

4.3 在标签扩充试验中使用外部对照进行比较

在第 4.2 节中,我们回顾了如何在新药申请和生物制品许可申请的临床研发中使用外部对照组。药物研发过程中,第 1 个新药申请和生物制品许可申请之后,还可以申请补充新药申请(supplemental new drug application,sNDA)或补充生物制品许可申请(supplemental biologic license application,sBLA),将标签扩大到更多的适应证、患者或疗程。由于癌症可以分为不同的阶段和亚型,标签扩充(label expansion)在肿瘤药物研发中是非常常见的且可使更多的患者受益于已批准的药物的方式。此外,癌症治疗经常采用各种组合方案,而最初的新药申请和生物制品许可申请可能只涵盖一种方案。

此外,在临床实践中,一些治疗方案可能超适应证使用。这些临床实践方案提供了大量的 RWD 和历史数据。因此,如何使用这些数据作为标签扩充的外部对照组,在药物研发中也是至关重要的。本节中将使用两个重点不同的独特例子来说明如何使用外部对照组进行标签扩充。这两个例子都使用倾向性评分(propensity score,PS)方法来控制由于缺乏直接随机化而造成的混杂因素。本节只讨论倾向性评分方法的实际使用。倾向性评分方法的理论细节将在后面几节讨论(第 4.4.3 节和第 7 节)。第 4.3.1 节我们将强调如何使用倾向性评分匹配(PS matching,PSM)来构建一个外部对照组。第 4.3.2 节将说明如何使用逆概率加权法。

4.3.1 Velcade® 的标签扩充——用于治疗复发和/或进展期多发性骨髓瘤患者

多发性骨髓瘤(multiple myeloma,MM)是从浆细胞中形成的癌症。过去的 10~15 年里,多发性骨髓瘤的治疗已经发生了变化。随着蛋白酶体抑制剂 Velcade®[硼替佐米(Bortezomib)]和免疫调节剂 Revlimid 的研发,基于 Velcade®-地塞米松(Velcade®-dexamethasone,VD)和 Revlimid-地塞米松(Revlimid-dexamethasone,RD)的疗法已成为联合治疗的支柱(Rajkumar 和 Kumar,2016)。Ⅲ 期 APEX 研究和 Ⅲ 期 DOXIL-MMY-3001 研究证实了 Velcade® 作为复发多发性骨髓瘤的单药疗法的疗效和安全性。随着其他研究的进展,一些临床试验的结果表明,在硼替佐米中加入地塞米松可以提高患者的反应率。2013 年,VD 联合治疗方案被广泛用于复发的多发性骨髓瘤患者的常规临床实践中。然而,缺乏 VD 联合治疗与 Velcade® 单药治疗的直接比较。因此,需要使用不同的组对 VD 联合治疗与 Velcade® 单药治疗进行交叉研究比较。2013 年,欧盟批准了 VD 用于既往接受过至少一种治疗的复发和/或进展性多发性骨髓瘤患者。这一批准是基于一项综合分析,其中包括 3 项临床试验:MMY-2045、APEX 和 DOXIL-MMY-3001。研究信息汇总于表 4.12。

表 4.12　Velcade® 标签扩充研究的相关信息汇总

编号	实验设计	治疗组	样本量
MMY-3001	三期随机研究主要终点:疾病进展时间	A 组:Velcade B 组:Velcade + CAELYX/DOXIL	A 组:322 B 组:324
APEX	对复发和/或进展性多发性骨髓瘤患者的随机、开放标签研究	A 组:(Velcade) B 组:高剂量地塞米松	A 组:333 B 组:336
MMY-2045	二期	第 1 部分:(非随机治疗-所有受试者)Velcade + Dex 第 2 部分:(疾病稳定的受试者被随机分配到下面的 B、C 或 D 组;≥部分缓解的受试者继续在 A 组治疗) B 组:Velcade + Dex C 组:Velcade + Dex + 环磷酰胺 D 组:Velcade + Dex + 来那度胺	A 组:144 B 组:7 C 组:8 D 组:4

将 MMY-2045 研究中 VD 联合治疗组的受试者与 APEX 和 MMY-3001 研究中 Velcade 单药治疗组患者通过倾向分数匹配进行结果比较。

该分析中的倾向性评分匹配包括 8 个与临床结果有关的确定变量:年龄、美国东部肿瘤协作组(Eastern Cooperative Oncology Group,ECOG)评分、骨髓瘤类型、浆细胞百分比、既往地塞米松使用情况及血红蛋白、肌酐清除率和白蛋白。每组共有 127 名患者使用倾向性评分匹配进行分析。

使用客观缓解率、无进展生存期(progression-free survival,PFS)、疾病进展时间(time to progression,TTP)和整体存活率来比较临床结果。VD 联合治疗组的客观缓解率显著高于 Velcade® 单药治疗组。比值比(95% CI)为 3.769(2.045,6.947)。PFS 也证实 VD 联合治疗的临床效果。VD 联合治疗组和 Velcade® 单一疗法组的中位无进展生存期分别为 10.7 个月和 6.2 个月。VD 联合治疗与 Velcade® 单药治疗的风险比为 0.511,95% CI(0.309,0.845),P 值为 0.008。

在这个例子中,倾向性评分匹配被用于匹配外部对照组的患者。该研究只使用倾向性评分作为匹配程序中重要变量的总结而未使用精确的关键变量匹配程序。其他倾向性评分方法将在后续章节介绍。

4.3.2　Blincyto® 标签扩充——治疗微小残留病阳性(minimal residual disease positive, MRD+)的急性淋巴细胞白血病(acute lymphoblastic leukemia, ALL)

Blincyto®[博纳吐单抗(Blinatumomab)]是一种由安进公司研发的双特异性 CD19 介导的 CD3 T 细胞衔接抗体。Blincyto® 的第 1 个适应证是治疗成人和儿童的复发或难治性的急性 B 淋巴细胞白血病。2018 年,美国 FDA 扩大了 Blincyto® 的使用范围,将其用以治疗微小残留病阳性的急性 B 淋巴细胞白血病。该补充生物制品许可申请批准是基于一项重要的二期临床、开放标签、单臂研究(研究 203)和两项补充研究,即研究 202 和研究 148。在研究 203 中,有 116 名患者被纳入试验,113 名被用于最终分析。

研究 203 的主要终点是微小残留病反应率,它的定义是使用 Blincyto® 治疗一个周期后微小残留病阴性的发生率。第一周期的微小残留病完全反应率为 77.9%(95% CI:69.1,85.1),显著高于 44% 的无效假设阈值。一些关键的二级分析包括无复发生存率(relapse-free survival,RFS)和整体存活率。

一项前瞻性的综合分析,即结合研究 203 中 Blincyto® 治疗组和研究 148 中的历史对照组,来比较无复发生存率和整体存活率。研究 148 是一项回顾性非干预队列研究,数据源自微小残留病阳性、Ph 染色体阴性、急性 B 淋巴细胞白血病患者的历史治疗和结果数据,这些患者均根据国家研究方案接受了标准的医疗干预。由于微小残留病阳性状态出现后治疗方案的记录存在差异,因此研究中不包括评估微小残留病反应。本研究的目的是估计无复发生存率和整体存活率,并与研究 203 中的 Blincyto® 治疗组进行比较。根据相似的纳入标准,在研究 148 中最终分析的 287 名患者中选择了 182 名患者与研究 203 进行综合分析。还增加评估微小残留病和开始使用 Blincyto® 之间至少间隔 14 天作为新的标准,这使得 Blincyto® 治疗组(研究 203)的样本量从 113 例减少到 73 例。治疗组的样本量减少了 30% 以上,这可能会降低统计功效,并可能导致选择偏倚。

治疗的逆概率加权(inverse probability of treatment weighting,IPTW)方法被用来调整协变量的平衡。这种方法采用倾向性评分作为每个患者的权重,并计算出加权后的治疗效果。为使用 Logistic 回归估计患者的倾向性评分,试验确定了几个协变量。大多数协变量是根据已发表的文献中确定影响急性淋巴细胞白血病的预后因素并考虑治疗方法的潜在区域差异来选择的。它们是:

1) 初诊年龄(岁)。

2) 性别(男,女)。

3) 国家(德国,其他)。

4) 任何细胞遗传学和分子畸变的存在和类型。

5) 从初诊到微小残留病变基线日期的时间(月)。

6) 基线微小残留病变水平。

7) 诊断时的白细胞(white blood cell,WBC)计数。

8) 既往化疗类型(GMALL,其他)。

使用加权的 Cox 风险比例回归分析无复发生存率和整体存活率,并对治疗协变量的结果风险比进行 95% CI 估计。对于无复发生存率,风险比为 0.50,95% CI:0.32,0.78,表明 Blincyto® 的治疗效果显著。基于未对造血干细胞移植(hematopoietic stem cell transplantation,HSCT)进行调整的 Kaplan-Meier,对照组中位无复发生存率为 8.3 个月(95% CI:6.2,11.8),Blincyto® 为 35.2 个月[95% CI:24.2,无法评估(Not evaluable,NE)]。整体存活率风险比为 0.76(95% CI:0.47,1.24),结果不显著。基于未经造血干细胞移植调整的 Kaplan-Meier,对照组中位总生存为 27.2 个月(95% CI:16.4,38.6),Blincyto® 为 36.5 个月(95% CI:24.2,无法评估)。

这项使用倾向性评分的分析表明,使用 Blincyto® 的无复发生存率显著高于历史对照组,但赞助商和 FDA 也承认有一些局限性。

1)尽管倾向性评分方法平衡了选定的协变量,但对于未测量的或未知的协变量,还是存在不确定性。如果一些重要的协变量不在倾向性评分模型中,它们可能是潜在的混杂因素。

2)该分析是基于治疗组的一个亚组。在分析中,超过 30% 的治疗组患者被排除在外,这可能导致选择偏倚及统计功效的降低。

3)治疗组和历史对照组的随访时间没有可比性。

4.4　临床研发中使用外部对照设计研究和分析数据需考虑的重要因素

4.4.1　研究选择

为模仿 RCT 并减少偏倚,两组受试者必须具有相似的基线特征。更具体地说,来自 RWD 或历史研究的有效外部对照组应具有与实验组相似的资格要求,即纳入和排除标准、医疗条件和临床评估。这样,外部对照组的患者模仿临床试验中的患者,从而在所有已知相关基线变量中与治疗组非常相似,包括疾病的严重程度、病程、既往治疗以及影响结果和治疗的其他任何变量。每组有可比的临床评估和结局(终点)也是非常重要的。否则,在估计治疗效果时会出现偏倚。因此,确定一个具有足够 RWD 和/或历史研究的外部对照组对设计研究至关重要。然而,选择一个适当的外部对照组在实践中可能并不容易。首先,找到具有类似特征的相关历史研究和 RWD 可能较为困难。人们可能认为,在这个"大数据"时代,RWD 或历史数据会很庞大。然而,当考虑到所有的因素,包括纳入标准、排除标准、疾病的严重程度、病程、先前的治疗和终点,符合条件的类似研究可能仍然有限。其次,即使能找到类似的研究,由于平台或隐私的限制,从这些研究中获取患者层面的数据也可能是一个挑战。最后,由于数据缺失、标准改变和标准治疗方法改变等原因,RWD 和历史数据的数据质量可能是另一个需要考虑的问题。

本章囊括了在药物研发中成功使用外部对照的案例。其中,自然史研究经常被用来支持罕见病新药申请和生物制品许可申请。FDA(2019a)最近发布了一份针对罕见病的新指南:用于工业药物研发的自然史研究。该指南提供了有关自然史研究的设计和实施的信息,这些研究可用于支持安全和有效的罕见病药物和生物制品的研发。另一方面,交叉研究常在本章所回顾的肿瘤标签扩充案例中使用。交叉研究通常包括一个新标签扩充组和一个历史对照组,历史对照组可以是标准医疗或包含应用药物的第 1 个批准适应证的方案。与罕见病例中使用的自然史研究不同,历史对照可以使用来自相同或不同赞助者进行的先前临床试验的数据,来自研究者发起的赞助试验或数据共享平台的数据作为外部对照。

登记数据和电子记录数据的应用趋势显而易见。在 Bavencio® 案例回顾中,Bavencio® 组的疗效与研究 Obs001 进行了比较,后者是一项回溯性的病例回顾和基于登记数据的研究。2019 年 4 月,Ibrance®(由辉瑞公司研发)被 FDA 批准用于新的适应证。基于电子健康记录和上市后数据的 RWD,Ibrance 与芳香化酶抑制剂或氟维司群联合使用的适应证扩大至某些类型的转移性乳腺癌男性患者(辉瑞,2019)。本研究中的 RWD 源自 3 个数据库:IQVIA 保险数据库、Flatiron Health 乳腺癌数据库以及辉瑞全球安全数据库。此外,一些商业数据服务公司建立数据共享平台。通过与研究中心、医院和工业界合作,来源于这些领域的数据可以被整合并存储在平台上。如果人们想将一种新的治疗方法与标准的治疗方法进行比较,可以从数据集中提取一个合成对照组。合成对照组将模拟一个随机、对照的临床试验,其基线特征与治疗组相似。在一篇白皮书中,Davie 等以 NSCLC 为例,证明了利用从观察到的基线特征得出的倾向性评分,可以产生与历史临床试验的"匹配"患者队列。观察到合成对照的整体存活率结果与 RCT 中的对照组非常相似。

在大数据时代,研究人员并不缺乏数据。重要的是如何选择合适的 RWD 和历史数据来生成可充分用于临床研发的 RWE。即使找到了足够的数据,如何使用和分析这些数据也有很多实践上的问题需要考虑。

4.4.2 数据的可比性

对于本章回顾的所有案例而言,保证数据的可比性是非常重要的。为了公平的进行对比,治疗组和对照组的患者基线特征和终点测量应该是相似的。如果这两组在基线协变量和结果测量方面没有可比性,治疗效果的估计就会出现偏倚,也就是说结果不能用于验证性试验。

对于罕见病来说,患者数量和对疾病有限的了解给临床试验设计带来了很大的挑战。使用倾向性评分匹配需要有足够的患者和协变量来拟合 Logistic 回归。在罕见病试验中,由于患者有限(通常少于 100 人),倾向性评分匹配可能无法匹配足够多的相似患者,这将降低统计功效。因此,通常基于一些与疾病结果(终点)相关的关键变量进行匹配。这种关键变量精确匹配的局限性在于其他未匹配的变量不平衡的可能性。此外,如果对疾病没有深入的研究,甚至连试验终点也很难确定。我们在第 4.2.2 节中看到了定义神经元 CLN2 评分的不同方法,以及如何检查不同测量方法的可比性。这个程序需要大量的工作。卫生局建议尽早与他们安排一次会议,讨论终点的选择,以确保目前研究的终点和历史数据具有可比性。如果使用一个定义明确的终点,例如整体存活率,在比较来自 RWD 或其他类型的历史数据的治疗组和对照组时,可以减少一致性的不确定性。

对于肿瘤研究,即使有相对较大的样本量,研究仍然存在一些挑战。肿瘤学的治疗可以分为很多条线,以便反映疾病的不同阶段。因此,新肿瘤治疗方案与标准和旧治疗方案之间的比较必须确保患者群体在两组之间具有可比性。寻找由相同的赞助者、癌症中心和研究中心进行的类似研究,有助于锁定正确的人群。在使用 RWD 时,必须使用与治疗组相同的纳入和排除方法来选择历史对照患者。一旦选择了合适的目标人群或试验,就可以使用关键变量或倾向性评分匹配来模拟随机化。肿瘤学研究的终点——如整体存活率、无进展生存期和客观缓解率,是相当客观的。然而,基于肿瘤评估的终点,如无进展生存期或客观缓解率可能使用不同的标准或版本。在评估对照组的终点时必须谨慎,因为与治疗组相比,它们可能是根据旧版本的标准得出的。对两组的评估采取独立的验证或判断,可有助于提高终点的一致性。此外,时间相关事件(time-to-event,TTE)类型的终点可能会带来额外的挑战,因为随访时间在不同的研究中可能有很大的不同,这影响了汇总统计数据的可用性,以及潜在的后续治疗,有时可以显著延长总体生存期。

4.4.3　倾向性评分模型

倾向性评分(Rosenbaum 和 Rubin,1983)在分析中用来模拟随机化的临床试验。当缺乏直接随机化时,结果差异可能归因于不平衡的协变量而非治疗效果。倾向性评分有助于平衡两组之间的协变量,使其类似准随机化。因为研究不是随机的临床试验,使用倾向性评分有助于减少因缺乏随机化而产生的混杂偏差。倾向性评分是指,给定一组观察到的协变量,出现某种结果或被分配到某种治疗的概率是多少。倾向性评分的一些数学表达如下。

治疗分配:如果受试者 i 在治疗组,则 $Z_i = 1$;如果受试者 i 在对照组,则 $Z_i = 0$

观察到的协变量:X

结果:$Y_i(1)$ 是分配到治疗组的受试者 i 的结果;$Y_i(0)$ 是分配到对照组的受试者 i 的结果

倾向性评分的正式数学定义是 $e(X_i) = Pr(Z_i = 1 \mid X_i)$。

如果这些假设成立,治疗分配是不可忽略的。因此,以倾向性评分为条件,我们可以得到一个无偏的平均治疗效果。如果两个倾向性评分是相似的,意味着他们有相同的概率被分配到同一个治疗组,并且他们的特征也相似。如果他们在不同的组中,就会模仿随机化;结果差异只归因于治疗效果,而不是其他潜在变量。

（1）倾向性评分匹配

倾向性评分匹配是减少协变量不平衡的倾向性评分方法之一。倾向性评分匹配的主要思想是将具有相似倾向性评分值的受试者和未受试者进行匹配,以建立一个准随机化的集合。最常使用的是 1∶1 的匹配方式。但在某些情况下,如比较组的受试者较多或治疗组的受试者数量有限,也可采用 1∶n 匹配。

有几种倾向性评分匹配方法。其中大部分可分为两种主要算法,即贪婪匹配和最优匹配。在贪婪匹配中,在治疗组中随机选择一个受试者,然后将对照组中拥有最接近倾向性评分的受试者与治疗组中被选中的受试者进行匹配。这个匹配过程不断重复,直到所有受试者都被匹配。另一方面,最优匹配不是减少每对受试者之间的倾向性评分差异,而是最小化总匹配对的全局距离测量。

最优匹配通常采用预先指定的卡钳值。对于一个给定的治疗对象,我们将确定倾向性评分在治疗对象的指定范围内的所有未治疗对象。然后,对匹配进行处理。如果没有未治疗的受试者的倾向性评分在治疗对象倾向性评分的指定卡钳值范围内,那么治疗对象将不会与任何未经处理的受试者相匹配。因此,未匹配的治疗对象将被排除在匹配样本之外。

（2）倾向性评分分层

与只选择具有相似倾向性评分受试者的倾向性评分匹配不同,倾向性评分分层可以包括所有可获得倾向性评分的受试者。这些基于其估计倾向性评分被分层为互斥子集。对于这种方法,倾向性评分值被用作分层因素。该方法遵循以下步骤:

1) 通过 Logistic 回归估计倾向性评分;

2) 观察估计的倾向性评分的五分位数;

3) 决定不同阶层的分界点;

4) 比较各层内的结果差异;

5) 估计总体治疗效果。

通常情况下,根据估计的倾向性评分,将样本分层为 5 个大小大致相等的五分位数;如 Rosenbaum 和 Rubin(1984)所述,可以消除协变量的 90% 的偏倚。

（3）逆概率加权

在分析中还进行了逆概率加权。个人按接受分配/随机治疗的反概率进行加权。其基本思想是将倾向性评分作为一个权重变量。受治疗的患者权重是 $\frac{1}{e_i}$,而对照组患者的权重是 $\frac{1}{1-e_i}$。它们可以被改写为 $w_i = \frac{Z_i}{e_i} + \frac{(1-Z_i)}{1-e_i}$。

逆概率加权法也包括了所有可获得倾向性评分的对象。逆概率加权法的一个缺点是可能出现极端的倾向性评分,导致权重极大。可能的解决办法:①用每个治疗组的平均值来稳定权重;②排除这些患者。

这 3 种方法可用于确认性试验的研究设计和结果分析,因为设计部分和结果分析部分可以分开。在第 1 部分中,可只用基线协变量来构建倾向性评分模型,此时结果数据是被掩盖的。一旦第 1 部分的倾向性评分模型构建完成,人们就可以用结果数据来估计治疗效果。

（4）另一个使用倾向性评分分层的例子

与上一节中复发和/或进展性多发性骨髓瘤患者的 VD 治疗案例类似,在肿瘤学临床实践中,在向卫生局提交正式的标签扩充申请之前,有时可以在适应证外使用联合治疗。联合治疗 A 对复发和/或进展性多发性骨髓瘤患者来说是一种流行而有用的三联疗法,但没有正式的 RCT 来直接比较治疗 A 与所有标准护理的效果。缺乏正式 RCT 来支持扩大适应证的主要原因之一是伦理问题。因为此前几项研究已经证明了使用联合治疗方案 A 对患者的临床效益,阻止标准护理对照组的患者使用方案 A 是不道德的。此外,由于对照组的患者可能会退出研究,转而接受其他新型联合治疗方法,进行这样一项新的临床试验是不可行的。即使面临这些挑战,仍然需要进行交叉研究比较,以支持适应证的扩大,并比较联合治疗方案 A 和标准护理临床效益的差异。

临床试验 I 的联合治疗方案 A 和临床试验 II 的标准护理方案 B 均纳入了患者层面的数据。分析基于两项临床试验的交叉研究比较,疗效分析采用 PS 法分层。与 PSM 方法不同,PSM 方法只选择具有相似 PS 的受试者,倾向分层包括所有连续变量报告的 PS 可用受试者。这种方法充分利用了可评估倾向得分的受试者,增加了分析的功效。同时也研究了其他倾向得分匹配方法,包括逆概率加权、倾向性评分匹配和回归。详细结果在第 4.4.5 节中进行了总结。

4.4.4　基线协变量选择和检查的方法

倾向性评分的假设高度依赖于不存在未测量的混杂因素。在理想的情况下,应将所有的变量都包括在倾向性评分模型中,因为它利用所有可用的信息以避免未知的混杂因素。一些研究人员对临床实践中使用外部对照组出现未测量的混杂因素的假设表示担忧。实际上人们不可能收集所有的变量并将其用于倾向性评分模型,因为没有人能够完全定义关于一名患者的"所有变量"。此外,只有当一个受试者的基线协变量值没有缺失时,这个受试者的倾向性评分才是可评估的。如果一个受试者的一个重要变量缺失,这个受试者的倾向性评分就不能被估计。因此,倾向性评分人群的样本量会更小,导致选择偏倚并降低统计功效。为了选择倾向性评分模型中的重要协变量,人们通常依靠临床相关性、文献回顾、统计模型或这些方法的混合使用。

基于医学和生物学知识,人们可以确定影响结果或治疗分配的候选变量。对于经过深入研究的疾病,先前研究的出版物也将提供一些关于协变量识别的重要见解。有了这些信息,人们可以通过临床资料和文献回顾包括所有的协变量,或者基于统计模型选择其中的一些协变量。一些模型选择工具包括 Akaike 信息准则(Akaike information criterion,AIC)、贝叶斯信息准则(Bayesian information criterion,BIC)和逐步回归选择。罕见病或其他不太知名的疾病选择协变量的相关信息有限。这种情况下,许多基线协变量可以成为倾向性评分模型的候选变量。有时,变量的数量可能超过受试者的数量。在这种情况下,可以采用现代统计学习方法,包括套索算法(least absolute shrinkage and selection operator,LASSO)或基于随机森林的模型选择工具,来选择倾向性评分模型中使用的协变量。

使用 RWD 或其他形式的数据作为历史对照的另一个问题是研究人群之间的差异性。如果没有严格的 RCT,就不能保证两组患者是相似的。因此,在证明新药或新适应证的疗效之前,提供基线协变量平衡的证据至关重要。

对于一些使用关键变量的精确变量匹配方法,报告描述性统计和/或标准差有助于显示基线变量是否平衡。对于连续变量,标准差(standard deviation,SD)的平均值、中位数、最小值和最大值通常用于描述统计的报告中。数字和百分比通常用于分类变量的报告。

当样本量较大,且基线变量数量较多时,通常采用标准化差异。标准化差异比较的是以集合标准差为单位的均值差异,它可以比较不同单位测量的变量相对平衡性。这种方法也可避免我们在简单使用 t 检验时的多重比较问题。标准化差异为比较两个治疗组之间基线协变量的平均值或发病率提供了一个框架。标准化差异<0.1 表示两组之间的均值差异可以忽略不计。

$$连续变量:d = \frac{\overline{x}_{treated} - \overline{x}_{control}}{\sqrt{\dfrac{S^2_{treated} - S^2_{control}}{2}}}$$

$$二分类变量：d = \frac{\hat{P}_{treated} - \hat{P}_{control}}{\sqrt{\dfrac{\hat{P}_{treated}(1-\hat{P}_{treated}) - \hat{P}_{control(1-\hat{P}_{control})}}{2}}}$$

上文回顾的案例中，在按倾向性评分分层之前，11 个变量中有 3 个不平衡，而在倾向性评分分层之后，模型中使用的所有变量都是平衡的。在这种协变量良好平衡的假设下，任何后续的结果比较都变得更加公平和可信。

除报告描述性统计和标准差比较协变量平衡外，在使用倾向性评分相关方法时还可使用其他形式的比较。检查倾向性评分表现的基本步骤是使用直方图或箱形图检查倾向性评分分布。只有当两组的倾向性评分分布有足够的重叠区域时，我们才能开始使用倾向性评分进行其余的分析。

具体来讲，我们需要检查两组之间进行倾向性评分匹配后的倾向性评分分布。对于倾向性评分分层，我们还需要检查两组之间跨层的倾向性评分分布情况。对第 1 层和最后一层的检查应更加注意，因为所有极端的倾向性评分值都会包括在这两层里。

图 4.1 显示，两组之间的倾向性评分在形状、平均值、最小值和最大值都具有可比性。在图 4.2 中也可以看到当使用倾向性评分进行分层时出现类似的趋势。

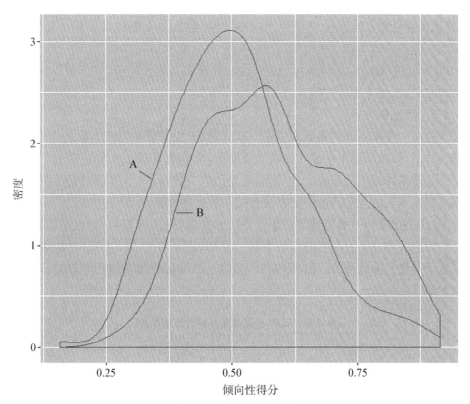

图 4.1 倾向性评分分布

注：A 组表示临床试验 I 的联合方案 A；B 组临床试验 II 的标准护理方案 B。

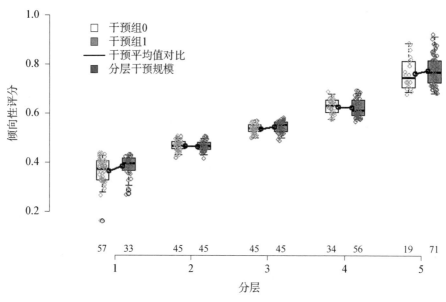

图 4.2　各层的倾向性评分分布

　　我们也可以用回归模型来检查按倾向性评分分层前后的协变量平衡情况（Rosenbaum 和 Rubin，1984）。回归模型能够比较两个队列之间的平均协变量值的差异，协变量为因变量。连续变量可使用标准线性回归，分类变量可使用 Logistic 回归。总结结果包含治疗效果和治疗与倾向性评分分层之间的交互作用效果的检验统计数据和 P 值。为了进行比较，还将使用分层前的治疗效果。通过比较，我们希望看到分层后没有治疗效果，这表明对两组而言，协变量是平衡的。

4.4.5　敏感性分析

　　鉴于分析中使用外部对照组会带来一些问题，卫生主管部门可能要求进行不同类型的敏感性分析，以确保结果稳健。如前几节所述，常见的问题包括终点的可比性、匹配或倾向性评分模型中使用的基线变量、模型假设和缺失数据。4.4.2 节讨论了终点的可比性。本节将重点讨论与倾向性评分方法有关的敏感性分析。

　　首先，我们比较一下不同倾向性评分方法的差异（见表 4.13）。通常情况下，可能会使用一种倾向性评分作为主要的分析方法。然而，由于每种方法的局限性，还将使用其他倾向性评分进行额外分析。Li 等（2020）总结了在临床研发中使用倾向性评分的实际考虑因素的额外信息。

表 4.13　比较不同倾向性评分方法差异

方法	匹配	分层	逆概率加权
优点	● 只选择部分患者 ● 找到最佳匹配患者 ● 对非统计学家来说易于理解	● 包括所有患者 ● 客观 ● 对照组不需要大量样本	● 包括所有患者 ● 客观 ● 受样本量的影响较小
缺点	● 需要大的对照组 ● 选择偏倚	● 两组的倾向性评分都在相似的范围内	● 没有太多的极端倾向得分值

倾向性评分会受到以下因素的影响：①缺失值；②模型中使用的变量数量；③未观察到的协变量；④匹配程序中的调整参数。因此，进行敏感性分析证明结果的稳健性很重要。以下的敏感性分析很有帮助。

1）缺失基线变量的归纳：有几种方法可计算缺失值。对于连续变量，可以使用平均值或中位数进行填补。对于分类变量，我们可以使用由完整病例计算出的分布参数随机分配一个数字。此外，可以将最差或最好的风险类别分配给缺失的变量，以评估极端情况下的影响。

2）改变模型中使用的变量：可以探讨倾向性评分估计模型中包含的变量数量，以进一步检查模型中变量的更改对治疗效果和模型假设的影响。

3）改变匹配的卡钳值或精确匹配的变量：在程序中改变卡钳值会过滤对照组中的匹配受试者的数量。严格的卡钳值可以通过使用严格的标准减少偏倚，但有些受试者可能无法被匹配。宽松的卡钳值会增加配对的数量。同样，如果精确匹配变量的数量增加，匹配的受试者应该更加相似，但可能导致合格的受试者减少。

4）协变量调整回归：也可以更改回归中使用的协变量。像改变倾向性评分模型中的变量的数量一样，我们可以增加或减少回归模型中使用的变量数量。一种方法是使用所有没有缺失值的变量，这有助于增加样本量。

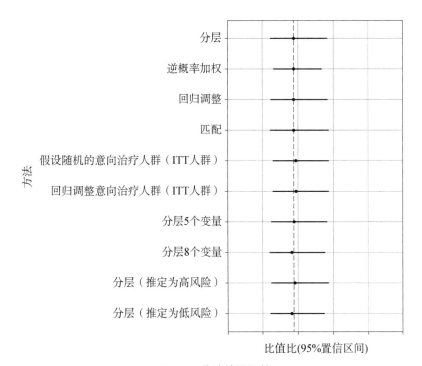

图 4.3　统计结果汇总

图 4.3 总结了 4.4.3 节中所有的标准分析和敏感性分析结果，终点是客观缓解率。从图中可以看出，使用不同的分析方法和不同假设的敏感性分析的结果是一致的，这证明了结果的稳健性。

4.4.6　前瞻性的计划和客观的研究设计

由于使用 RWD 和历史数据作为外部对照在实践上需要考虑许多问题,卫生行政部门建议制定一个前瞻性的统计分析计划(statistical analysis plan,SAP)。统计分析计划应包括分析人群、终点的定义、目标描述、可测试的假设和统计方法。此外,分析的完整性也应谨慎执行。前瞻性地计划使用 RWD/历史数据,并客观地设计用于评估验证性试验的研究也很关键。在设计阶段,不应分析来自 RWD/历史数据中的临床结果变量,以避免数据挖掘。设计阶段必须是无结果的,以模仿前瞻性的 RCT。

具体来说,对于使用倾向性评分模型的研究,SAP 中必须明确如何选择基线协变量的规则。在获得结果数据之前,必须建立倾向性评分模型并估计个体倾向性评分。避免在构建倾向性评分模型之前分析结果数据,这可以保护分析的公正性。如果使用倾向性评分匹配,随机种子也需要记录在分析中,因为在配对过程中可能存在随机性。

由于实践中一些意外的不确定因素,统计分析计划可能并不能很好地定义倾向性评分建模。例如,只有当患者的基线值没有缺失时才能评估倾向性评分值。如果统计分析计划中某个特定的变量有很多缺失值,那么就无法成功构建倾向性评分模型。鉴于这一问题,我们不得不承认,倾向性评分模型是一个反复的过程,不能完全预先指定。在这样的情况下,可以通过独立的统计学家在没有结果数据的情况下建立倾向性评分模型来帮助维护分析的完整性。

使用外部对照的设计可以分为两个阶段。第 1 阶段是赞助者对研究制订初步规划。在这个阶段,赞助者计划的研究类似 RCT。同时,我们可以确定一个独立的看不到结果数据的统计学家,以帮助掩盖治疗组和对照组患者的结果数据。在治疗组患者入组后,开始第 2 阶段。根据治疗组的患者群体,我们可以从 RWD 和其他历史研究中选择一个可比较的外部对照组。独立统计学家将建立倾向性评分模型,并检查两组之间的协变量平衡,以确保人群具有可比性。然后,根据不同的倾向性评分模型,人们可以指定如何在统计分析计划中估计治疗效果。

致谢

感谢 Jennifer Tunnicliffe(Takeda Pharmaceuticals 公司)和 Yingying Liu(Biogen 公司)在修订中的帮助。你们的付出为本章的发表做出巨大的贡献。

参考文献

1. 21st Century Cures Act. H. R. 34, 114th Congress. 2016. https://www. gpo. gov/fdsys/pkg/BILLS-114hr34enr/pdf/BILLS-114hr34enr.pdf.

2. Austin, P. C. 2011a. A tutorial and case study in propensity score analysis: an appli-cation to estimating the effect of in-hospital smoking cessation counseling on mortality. Multivariate Behavioral Research, 46(1), 119 – 151.

3. Austin, P. C. 2011b. An introduction to propensity score methods for reducing the effects of

confounding in observational studies. Multivariate Behavioral Research, 46(3), 399 - 424.

4. Austin, P. C. and Mamdani, M. M. 2006. A comparison of propensity score methods: a case-study estimating the effectiveness of post-AMI statin use. Statistics in Medicine, 25(12), 2084 - 2106.

5. D'Agostino Jr, R. B. 1998. Propensity score methods for bias reduction in the comparison of a treatment to a non-randomized control group. Statistics in Medicine, 17(19), 2265 - 2281.

6. Davi, R., et al. December 16, 2018. Exploring Whether A Synthetic Control Arm can be Derived from Historical Clinical Trials that Match Baseline Characteristics and Overall Survival Outcome of a Randomized Control Arm. https://www. focr. org/sites/default/files/pdf/SCA% 20White% 20Paper. pdf

7. Dimopoulos, M. A., Orlowski, R. Z., Facon, T., Sonneveld, P., Anderson, K. C., Beksac, M., Benboubker, L., et al. 2015. Retrospective matched-pairs analysis of bortezo-mib plus dexamethasone versus bortezomib monotherapy in relapsed multiple myeloma. Haematologica, 100 (1), 100 - 106.

8. EuropeanMedicinesAgency [EMA]. 2013. Assessmentreport: VELCADE: ProcedureNo. EMEA/ H/C/000539/II/0063/G. https://www. ema. europa. eu/en/medicines/human/EPAR/velcade ♯ assessment-history-section

9. Food and Drug Administration [FDA]. 1998. Guidance for industry: providing clinical evidence of effectiveness for human drug and biological products. https://www. fda. gov/regulatory-information/search-fda-guidance-documents/providing-clinical-evidence-effectiveness-human-drug-and-biological-products

10. Food and Drug Administration [FDA]. 2014a. Guidance for industry: expedited programs for serious conditions — drugs and biologics. https://www. fda. gov/media/86377/download

11. Food and Drug Administration [FDA]. 2014b. Guidance for industry: rare diseases: common issues in drug development. https://www. fda. gov/media/119757/download

12. Food and Drug Administration [FDA]. 2015. Statistical review: application number 125513Orig1s000. https://www. accessdata. fda. gov/drugsatfda _ docs/nda/2015/125513Orig1s 000MedR. pdf

13. Food and Drug Administration [FDA]. 2017a. FDA briefing document oncologic drugs advisory committee meeting: BLA 125557 S - 013, Blincyto (blinatu-momab). https://www. fda. gov/media/111622/download

14. Food and Drug Administration [FDA]. 2017b. Multi-discipline review: application number 761049Orig1s000. https://www. accessdata. fda. gov/drugsatfda_docs/nda/2017/761049Orig1s000 MultidisciplineR. pdf

15. Food and Drug Administration [FDA]. 2017c. Statistical review: application number 761052Orig1s000. https://www. accessdata. fda. gov/drugsatfda_docs/nda/2017/761052Orig1s000 StatR. pdf

16. Food and Drug Administration [FDA]. 2018a. Framework for FDA's real-world evidence program, 2018. https://www. fda. gov/media/120060/download

17. Food and Drug Administration [FDA]. 2018b. Guidance for industry: clinical trial endpoints for the approval of cancer drugs and biologics. https://www. fda. gov/media/71195/download

18. Food and Drug Administration ［FDA］.2019a. Guidance for industry: rare diseases: natural history studies for drug development. https://www.fda.gov/media/122425/download

19. Food and Drug Administration ［FDA］.2019b. Guidance for industry: submitting documents using real-world data and real-world evidence to FDA for drugs and biologics. https://www.fda.gov/media/124795/download

20. Kane, R. C., Farrell, A. T., Sridhara, R., and Pazdur, R. 2006. United States Food and Drug Administration approval summary: bortezomib for the treatment of progressive multiple myeloma after one prior therapy. Clinical Cancer Research, 12(10), 2955–2960.

21. Landis, J. R. and Koch, G. G. 1977. The measurement of observer agreement for categorical data. Biometrics, 159–174.

22. Li, Q., Lin, J., Chi, A., & Davies, S. (2020). Practical considerations of utilizing propensity score methods in clinical development using real-world and historical data. Contemporary Clinical Trials, 106123. https://doi.org/10.1016/j.cct.2020.106123

23. Meldrum, M. L. (2000). A brief history of the randomized controlled trial: From oranges and lemons to the gold standard. Hematology/oncology clinics of North America, 14(4), 745–760.

24. Pfizer. 2019. U. S. FDA approves Ibrance® (palbociclib) for the treatment of men with HR+, HER2-metastatic breast cancer.

25. Przepiorka, D., Ko, C. W., Deisseroth, A., Yancey, C. L., Candau-Chacon, R, Chiu, H. J., Gehrke, B. J., et al. 2015. FDA approval: blinatumomab. Clinical Cancer Research, 21(18), 4035–4039.

26. Rajkumar, S. V. and Kumar, S. 2016. Multiple myeloma: diagnosis and treatment. Mayo Clinic Proceedings, 91(1), 101–119.

27. Rosenbaum, P. R. 2010. Design of Observational Studies. New York: Springer, vol. 10.

28. Rosenbaum, P. R., and Rubin, D. B. 1983. The central role of the propensity score in observational studies for causal effects. Biometrika, 70(1), 41–55.

29. Rosenbaum, P. R., and Rubin, D. B. 1984. Reducing bias in observational studies using subclassification on the propensity score. Journal of the American Statistical Association, 79 (387), 516–524.

5 用真实世界证据评估药物安全性的贝叶斯方法

［美］于斌兵

5.1 引言

RCT 是确立药物疗效的金标准。但是，以药品登记为目的的临床试验通常在受试者规模和持续时间上受到限制，并且会排除高危人群。此类试验统计效力往往有限，无法检测实际患者中罕见但潜在的严重不良事件（serious adverse event，SAE）。Jiang 和 Xia 全面综述了关于生物制药产品研发的临床试验和观察性研究中的设计、分析和报告问题。在分析临床试验中的安全性数据时，遇到的典型挑战包括缺乏基于证据的金标准、有限的统计效力、缺乏对不良事件（adverse event，AE）的充分确定以及缺乏普遍性和外部有效性。Singh 和 Loke 讨论了应对这些挑战的潜在解决方案。Prieto-Merino 等讨论了使用药物警戒系统来检测药物和 AE 之间的潜在关联。FDA 和 EMA 等监管机构已经建立了详尽而严格的程序，来证明新药的安全性和有效性。然而，尽管药物严重副作用的发生频率很低，但近年来有几种已被批准的药物由于其存在严重副作用被撤出市场。例如，一项研究表明，长期服用罗非昔布（Vioxx）的患者心脏病发作的风险是服用安慰剂患者的两倍，随后罗非昔布自愿退出市场。贝叶斯方法已用于评估药物安全性问题。贝叶斯方法非常有用，因为它可以处理大量的数据，并且可以结合来自不同地方的信息，这使得我们更容易理解和解决问题。

在本章中，我们将讨论如何使用贝叶斯方法结合真实世界证据（real-world evidence，RWE）来评估药物的安全性。我们展示了两个案例研究。第 1 个案例是使用贝叶斯方法检查未观察到的混杂因素对杀精子剂安全性影响；第 2 个案例是评估单克隆抗体药物是否会导致银屑病患者过多自杀行为的发生。

5.2 对未观察到的混杂因素的贝叶斯敏感性分析

与 RCT 不同，研究者在观察性研究中无法控制患者治疗方案的分配。如果不进行随机分组，治疗组和对照组的相关协变量分布可能相差很大。即使可以使用回归分析或匹配技术纠正由于观察到的混杂因素引起的偏差，但分析仍可能会受到未观察到的混杂因素引起的潜在偏差影响。敏感性分析是一种用于评估观察性研究得出的推论是否可以通过治疗组和对照组中协变量分布之间的适度"不平衡"来改变的技术。在流行病学研究中,关于如何对观察数据进行敏感性分析已有大量研究,例如 Cornfield 等、Gatwirth、Rosenbaum 和其他学者的文章。大多数文献都考虑了关于未观察到的混杂因素、暴露和应答之间失衡或关联的模型,然后重新计算测试统计量和 P 值,以得出混杂因素与暴露之间的合理关联范围。如果中等程度的混杂可以改变对治疗效果的估计,那么研究结果的有效性就不可靠。到目前为止,大多数敏感性分析方法都将参数假定为固定值,并在合理范围内更改参数。贝叶斯方法将参数视为随机参数,因此可以结合抽样的变异性和历史信息。McCandless 等讨论了在当暴露、应答和混杂因素均为二进制变量时,贝叶斯敏感性分析里观察到的混杂因素的影响。在这里,我们通过使用外部 RWD 来描述贝叶斯敏感性分析方法。采用该方法来检验关于使用杀精子剂对出生缺陷可能影响分析的稳健性,该结果曾被引用在一项法律决定中。

5.2.1　贝叶斯敏感性分析

令 X、Y 和 U 分别表示暴露、应答和未观察到的混杂因素。在这里,我们考虑三元组里均为二进制随机变量,其中 $Y=1$ 表示结局事件,$Y=0$ 表示没有事件。我们假设发生事件的概率遵循逻辑模型

$$\text{logit}\{P_Y(Y=1\mid X,U)\}=\alpha+\beta X+\gamma U \tag{5.1}$$

其中参数 β 表示暴露对发生事件概率的影响。如果暴露变量与事件不具备因果关系,则 $\beta=0$。Wald 检验可用于检验零假设 $H_0:\beta=0$ 是否成立。通常,我们还可以在回归分析中囊括观察到的协变量 Z。为了简化说明,我们省略了公式(5.1)中观察到的协变量 Z,并检测了未观察到的混杂因素 U 的潜在影响。如果观察到混杂因素 U,则将通过基于逻辑模型(5.1)的最大似然法获得参数估计值。

在实际分析中,未观察到混杂因素 U;因此,在分析中将其忽略。仅 X 和 Y 的观测数据可以表示为 2×2 表格。一个简化的逻辑模型用来估测 X 和 Y 之间的关联

$$\text{logit}\{P_Y^*(Y=1\mid X)\}=\alpha^*+\beta^* X \tag{5.2}$$

如果没有这种因果关系,为了让无法观察的混杂因素来解释 X 和 Y 之间的表观联系,变量 U 也应同时与 X 和 Y 相关联。对于二进制变量 U 我们同样假设一个逻辑模型用于估测 U 和 X 之间的关联

$$\text{logit}P_U(U=1\mid X)=\lambda+\delta X$$

$\exp(\lambda)$ 的值是 U 和 X 之间的比值比。由于未观察到混杂因素 U,因此将其视为缺失值。令 $(y_i,x_i),i=1,\cdots,n$ 作为观测数据。观测数据的似然函数为

$$L_1(\alpha,\beta,\gamma\mid X,Y)=\prod_{i=1}^n\int_u P_Y(Y=y_i\mid x_i,u)P_U(u\mid x_i)d_u$$

Yu 和 Gastwirth 的研究展现了如果未观测变量 U 与暴露 X 和应答 Y 同时存在关系,则来自简化逻辑模型(5.2)的 $\hat{\beta}^*$ 的估计值会偏向参数 β。Lin 等提出了一种通过回

归结果对未观察到的混杂因素的敏感性评估方法。正如 McCandless 等指出,在模型参数不可识别的情况下,可以使用具有先验信息的贝叶斯方法。他们考虑了所有与未观察到的变量 U 有关的参数(γ、λ 和 δ)的先验信息。在这里,我们考虑了一个略有不同的方案,即 X 和 U 的关联可以从历史数据中获得。假设 X 和 U 之间的关联可以从历史数据的 2×2 表中得出(表 5.1)。表 5.2 中历史数据的似然函数为

$$L_2(\gamma,\delta \mid X,U) \propto \prod_{x=0}^{1} \prod_{u=0}^{1} P(U=u \mid X=x)^{m_{xj}}$$

令 $\theta=(\alpha,\beta,\gamma,\lambda,\delta)$ 为参数集。通过最大化联合似然函数 $L(\theta)=L_1(\alpha,\beta,\gamma \mid X,Y)L_2(\lambda,\delta \mid X,U)$ 来估计 θ 的取值。需要注意的是,γ、λ、δ 的先验分布可用于对未观察到的混杂因子 U 的影响进行建模。例如,如果用参数 γ 测量了 U 对应答 Y 的对数比,则可以假定信息先验为 $\lambda\sim \text{Uniform}(L_\lambda,U_\lambda)$

其中 L_λ 和 Y_λ 是根据专家意见或荟萃分析得出 λ 可能值的下限和上限。对于正关联,可以设置 $\lambda>0$ 的约束。用于衡量 X 对 Y 影响的参数 α 和 β 的先验假定为弱或无信息,例如 $\beta\sim N(0,1\,000)$ 以反映具有较大差异的常规先验。

表 5.1　观察到暴露和应答的 2×2 表格

暴露 X	应答 Y		总计
	0	1	
0	n_{00}	n_{01}	n_0
1	n_{10}	n_{11}	n_1

可以使用马尔可夫链蒙特卡洛(MCMC)方法获得参数估计值。贝叶斯推理包 BUGS 已经实现了 MCMC 方法。

表 5.2　历史关于暴露和混淆因素的 2×2 表格

暴露 X	混淆因素 u		总计
	0	1	
0	m_{00}	m_{01}	m_0
1	m_{10}	m_{11}	m_1

开源应用程序 OpenBugs 已嵌入到公开可用的 R 包 BRugs 中,该程序包称为 OpenBugs(https://www.mrc-bsu.cam.ac.uk/software/bugs/)。

5.2.2　使用杀精子剂对出生缺陷的影响

受 Wells 和 Ortho 两家企业之间的法律判决的启示,Gastwirth 对之前判决中讨论过的相关研究进行了审查,借此来评估那些评判者是否有正当理由声称法院给出的判决表明当时的法律体系无法处理科学证据。该判决发现,婴儿的肢体缺陷是母亲在最后一

次月经期后肢体芽形成时接触了杀精子剂的结果。法院还发现,有足够的证据表明,在母亲使用这种药物之前,有两项研究应该警告过其婴儿患肢体缺陷的风险会增加。例如,史密斯等指出杀精子剂与婴儿肢体缺陷有一定的关联风险。在这里,我们审查了评估使用杀精子剂与先天性畸形之间关系的研究。表5.3总结了研究中使用杀精子剂(X)引起的肢体缺陷(Y)的数量。在未使用杀精子剂者和使用了杀精子剂者中估测出生缺陷的比例分别为 $p_0 = 2.65\%$ 和 $p_1 = 3.29\%$。观察到的相对风险 $RR = p_1/p_0 = 1.24$,P 值为0.181。因此,该研究的发现似乎是有争议的,并且与认为杀精子剂可能导致出生缺陷的观点相矛盾。然而,Mills 等在同一研究中指出,与使用其他节育方法的使用者相比,使用杀精子剂的人年龄大得多,受孕率更高,且受过教育的程度更高(所有 P 值<0.0001),并且他们更少吸烟或喝酒。

表 5.3　末次月经后使用杀精子剂和肢体残疾的交叉制表

肢体缺陷	杀精子剂使用	
	否	是
否	2 756	2 208
是	75	75
总计	2 831	2 283

似乎吸烟和药物使用是表5.3关联分析中未发现的混杂因素。在同一时期,Polednak 等发现,在上次月经期结束之前,有31.4%的杀精子剂使用者吸烟,而未使用杀精子剂的参与者有39.6%吸烟。表5.4显示了杀精子剂使用情况和吸烟状况。Smith 等还指出,使用镇静剂是具有相似性的相对风险因素。后来,Bracken 和 Holford 也发现使用镇静剂和吸烟的所有先天残疾的相对风险为3.7。使用杀精子剂与出生时肢体缺陷之间的非显著关联是否可能是由于未使用杀精子剂者和使用杀精子剂者之间吸烟和药物使用的不平衡造成的。

表 5.4　使用杀精子剂和吸烟的列联表

吸烟	杀精子剂使用	
	否	是
否	433	59
是	283	27
总计	716	86

我们进行了贝叶斯敏感性分析,来检验未观察到的吸烟和药物使用变量的影响。吸烟和药物使用往往会增加出生缺陷的风险。因此,对于参数 γ 我们选用均匀分布 Uniform(0,5)作为先验分布。对于其他参数 α、β、λ、δ,我们选用正态分布 N(0,1 000)作

为先验分布。最后的贝叶斯估计结果是舍弃 5 000 个样本后再进行 10 000 个马尔可夫链蒙特卡洛采样样本的后验均值,在表 5.5 进行了汇总展示。

为了进行比较,在顶部显示了来自简化逻辑模型(5.2)的 α^* 和 β^* 的参数估计。如果不对未观察到的变量 U 的影响进行调整,则使用杀精子剂对出生缺陷的比值比(OR 值)为 $\exp(0.222)=1.249$,P 值为 0.181。在使用表 5.2 中的关联数据调整了未观察到的混杂因素后,杀精子剂使用的 OR 值估测为 $\exp(0.419)=1.520$,P 值为 0.074。这表明在调整吸烟和药物使用变量之后,使用杀精子剂和出生缺陷之间的关联性临界显著。因此,在 Mills 等的研究中,使用杀精子剂与出生缺陷之间的关联性不显著的研究结果需要进一步审查,才能得出正确结论。

表 5.5 杀精子剂使用 X,吸烟和药物使用 U 和出生缺陷 Y 之间的关联参数估计

系数	预估值	标准差	P 值	95% CI	
1. X 与 Y 在简化模型之中的关系					
α^*	−3.604	0.117	0.000	−2.833	−3.375
β^*	0.222	0.166	0.181	−0.103	0.504
2. 关于 Y,X,U 的调整后系数关系					
α	−5.548	1.188	0.000	−7.560	−3.669
β	0.419	0.235	0.074	−0.014	0.904
γ	2.700	1.391	0.052	0.182	4.893
3. X 和 U 的关联系数					
λ	−0.427	0.076	0.000	−0.574	−0.278
δ	−0.378	0.248	0.129	−0.868	0.101

5.2.3 结语

未观察到的混杂因素在观察研究中是一个普遍存在的问题。可以使用多种方法来控制观察到的混杂因素,既可以在数据收集设计中进行匹配或排除,也可以在统计分析中进行多元回归或倾向性评分。量化未观察到的混杂因素的方法可以分为有先验知识的效果评估和没有先验知识的效果评估。在没有先验知识的效果评估的情况下,可以使用不同类型的敏感性分析来评估未观察到的混杂因素的影响。当有先验知识时,可以通过结合先验知识来直接估计未观察到的混淆因素的大小。贝叶斯敏感性分析是一种很有吸引力的方法,它结合了先验知识和历史数据以调整由于未观察到的混杂因素而造成的偏差。

5.3 药物安全性数据的荟萃分析

荟萃分析是一套用于系统文献综述的统计方法,其目标是汇总和对比几项相关研究

的结果。临床试验中安全性数据的荟萃分析在监管规定之外发挥了重要作用。在药物研发过程中,申办者需要及早识别安全信号,并相应地调整研发计划,以促进对因果关系的评估。一旦产品获得批准并在市场上出售后,厂商可以进行 4 期临床试验,进一步了解现实环境中存在的或潜在的安全隐患。患者、医疗保健提供者、生物制药行业和整个社会对获取有关药物和生物制剂的益处和风险的全部证据的需求在不断增长。这要求在可能切合实际的情况下,对所有可用证据进行全面的概述。为了评估疗效,对于每个要纳入的试验,结果通常要使用相同或非常相似的预定义事件。大多数法规指南和许多 Cochrane 合作评论通常都更加关注效益或疗效的评估。但是,对药物安全性的荟萃分析尚未得到很好的研究。部分原因是没有计划收集安全数据,从而缺乏安全数据。因此,汇总有关不良事件或安全问题的证据比汇总有关预先设定的效益证据更具挑战性。通过适当的统计方法评估来自不同 RCT 和观察性研究安全性数据的汇总信息,我们可以为产品的安全性提供更精确的衡量。特别是对单个临床试验的主要结局指标不常见或存在没有明确提到的结局指标时,在这里,我们使用荟萃分析从基于人口的队列研究中估测银屑病患者的自杀尝试发生率。基于荟萃分析,在给定自杀尝试发生率背景的情况下,我们估测了在临床试验中观察到一定数量的自杀尝试的可能性。

5.3.1 证据综合的荟萃分析

我们简要描述荟萃分析的固定效应和随机效应。考虑 K 个研究,令 y_i 为第 i 个研究的观察到的效果,$i=1,\cdots,K$。我们假设

$$y_i = \theta_i + \varepsilon_i \tag{5.3}$$

其中 θ_i 是真实的效应,$\varepsilon_i \sim N(0, v_i)$ 是具有方差 v_i 的误差项。假定误差方差是已知的,根据所衡量的结果,可以使用归一化或转化法来确保这些假设是正确的,即比率和比例的对数变换。

大多数荟萃分析基于一组研究,这些研究在研究的方法和/或患者人群的特征方面不完全相同。方法和患者特征的差异可能会导致真实效果之间的差异。对异质性进行建模的一种流行方法是将其视为随机效应。这引出了随机效应模型,其中真正的效应

$$\theta_i = \mu + u_i \tag{5.4}$$

其中 $u_i \sim N(0, \tau^2)$。于是目标变为估测来自不同研究效果之间的平均真实效应 μ 和异质性 τ^2。当 $\tau^2 = 0$ 时,这将简化为固定效应模型。当使用固定效应模型时,目标变为仅对荟萃分析中包含的 K 个研究做出条件推断。如果使用加权最小二乘来拟合模型,则固定效应模型的平均效应估计为

$$\overline{\theta} = \sum_i w_i \theta \mid \sum_i w_i \tag{5.5}$$

其中权重通常设置为 $w_i = 1/v_i$。

随机效应荟萃分析模型本质上是一种特殊的线性混合效应模型。因此,可以从线性混合效应模型的估计程序中获得参数估测。一旦获得了参数估测,就可以轻松获取参数

μ 和 τ 的 Wald 检验和置信区间。荟萃分析模型的估测已在各种 R 包中实现,包括 Metafor 和 Meta。

5.3.2　柏达鲁单抗的自杀风险

银屑病是一种慢性自身免疫性疾病,它会使皮肤细胞的生长周期加速。遗传和环境因素可诱发由多种细胞因子和趋化因子介导的免疫反应,包括白细胞介素 17 (interleukin‐17,IL‐17)。IL‐17 是控制细胞并激活炎性反应的细胞因子。对于没有银屑病的健康个体,这些分子只有在被割伤或刮擦时才会刺激人体的免疫系统起作用,将细胞送至表面来抵抗感染并治愈伤口。银屑病患者 IL‐17 比常人高 30 倍。研究表明,降低 IL‐17 水平可能有助于清除银屑病。柏达鲁单抗、司库奇尤单抗和依奇珠单抗均通过干扰 IL‐17 的途径来发挥作用。司库奇尤单抗和依奇珠单抗以 IL‐17 为靶点,而柏达鲁单抗以与 IL‐17 细胞因子结合的特异性受体为靶点。柏达鲁单抗是一种新型人体单抗,可与 IL‐17 受体结合,并通过阻断 IL‐17 与受体多种类型的结合方式来抑制炎症信号传导。在两项中度至重度斑块型银屑病患者的 3 期多臂关键试验(即 AMAGINE-2 和 AMAGINE-3)中评估了两种剂量的柏达鲁单抗与安慰剂和乌司奴单抗的安全性和有效性。使用柏达鲁单抗治疗的患者有明显的临床改善。具体而言,按照获得完全皮肤清除的患者(PASI100)标准,在达到完全清除皮肤疾病这点上,柏达鲁单抗优于乌司奴单抗。210 mg 的柏达鲁单抗治疗 12 周 PASI100 应答率显著高于乌司奴单抗(44% vs. 22%[AMAGINE-2]和 37% *vs.* 19%[AMAGINE-3],$P<0.001$)。140 mg 柏达鲁单抗组中的 PASI 100 应答率也高于乌司奴单抗。尽管柏达鲁单抗非常有效且不良事件和严重不良事件安全性的表现与其他组表现相当,但在两项三期试验中仍发生自杀倾向和实际自杀事件。FDA 批准了柏达鲁单抗用于治疗中度至重度斑块状银屑病的成年人,但使用黑框警告说:"在临床试验期间,接受柏达鲁单抗治疗的患者出现了自杀意念和行为,包括完全自杀。"该警告对试图与其他 IL‐17 抑制剂竞争的柏达鲁单抗厂商构成了巨大挑战。尽管自杀意念是一个严重的安全问题,但这仍然是相当罕见的事件。人们可能会问:"自杀风险与柏达鲁单抗之间的关联是真的吗? 是运气差? 还是只是错误的警报?"真正的联系意味着有导致自杀倾向更高的因果关系。IL‐17 受体确实会导致自杀倾向,这就需要建立针对该受体的科学机制。不幸的是,该数据表明存在统计上的偶然性,这可能是由于中重度银屑病患者人群中普遍自杀风险较高,或有其他无法控制或无法解释的混杂因素引起的。如果柏达鲁单抗会引起自杀的基础可以从科学和统计学上被排除,那么在柏达鲁单抗中观察到的自杀风险可能只是一个错误的警报。

分析的目的是:①分析柏达鲁单抗治疗组患者的自杀风险在统计学上是否高于未经治疗的银屑病患者和接受司库奇尤单抗或依奇珠单抗治疗的患者;②是否存在未观察到的混杂因素或潜伏性危险因素可以解释 AMAGINE-2 和 AMAGINE-3 试验中较高的自杀风险。我们重新分析了两项有关柏达鲁单抗的 3 期关键性临床试验的公开可用安全性数据。我们尤其关注自杀风险的影响,因为其他不良事件和严重不良事件的风险与安慰剂组相当。

5.3.3 自杀风险的统计评估

2016 年 3 月 15 日,以"自杀和银屑病"为搜索词在 PubMed 和 EMBASE 数据库进行搜索。PubMed 检索范围限定于标题/摘要字段,检索语言为英文。EMBASE 检索范围为发表于 2006 年之后的文献。选择基于人群的银屑病队列研究,是为了确定普通银屑病患者人群的自杀风险。表 5.6 显示了来自所选人群的队列研究/登记研究自杀尝试的发生率。对普通银屑病患者人群中自杀的总体发生率进行荟萃分析。使用随机效应模型的荟萃分析显示,总发生率为 0.57/1000 例患者随访年,95% CI 为(0.25,0.84)。

表 5.6　基于人群的队列研究或登记研究中自杀尝试的发生率

参考文献	患者	实验数量	自杀尝试发生次数	发生比例/1000 病例随访年
Abuabara 等 (2010)	重度银屑病患者	3 603	1	0.20
Kurd 等 (2010)	中毒银屑病患者	146 042	无报告	0.93
	重度银屑病患者	3 956	无报告	0.92
Singhal 等 (2014)	银屑病患者	119 304	1 141	0.74
Sevdbom 等 (2015)	中毒银屑病患者	34 355	27	0.17
	重度银屑病患者	4 719	3	0.19

柏达鲁单抗、司库奇尤单抗和依奇珠单抗的临床试验安全性数据来自于发表的文章或会议报道。表 5.7 列出自杀尝试或死亡的人次数,受试者人数和每年存在自杀风险的人数。根据表 5.6 和 5.7 中的数据,我们可以评估临床试验中治疗组的自杀风险,尤其是 AMAGINE-2 和 AMAGINE-3 试验中柏达鲁单抗的自杀风险是否显著高于普通银屑病患者。

表 5.7　柏达鲁单抗、司库奇尤单抗和依奇珠单抗的多项 2 期、3 期试验的病例数,受试者数量和暴露数量

药物	临床期数	疗程	剂量	受试者数量	暴露	自杀数
柏达鲁单抗	AMAGINE 2 & 3	54 + 周	210 mg 每 2 周	975	781.2	2
		12 周	210 mg 每 2 周	1 234	284.8	1
司库奇尤单抗	汇集的 7 个临床试验	差异大	≥1 剂	3 928	3 225.0	2
依奇珠单抗	UNCOVER 2 & 3	12 周	每两周	729	168.2	1
		12 周	每四周	734	169.4	1

在表 5.7 中,AMAGINE-2 和 AMAGINE-3 每 2 周 210 mg 剂量组以及 UNCOVER-2 和 UNCOVER-3 试验在第 12 周自杀尝试的风险相当。实际上,在第 12 周时,

AMAGINE-2 和 AMAGINE-3 试验调整后的自杀尝试发生率低于 UNCOVER-2 和 UNCOVER-3 试验的自杀尝试发生率。大多数自杀尝试发生在每 2 周以恒定剂量服用组。在 AMAGINE-2 研究的开放式后续实验中,一名患者在第 52 周之前进行了 3 次自杀尝试,在 52 周之后又发生了一起自杀事件。这 3 次自杀尝试是高度相关的。在分析中,我们将这 3 次自杀尝试视为一个事件案例,在考虑普通患者人群中自杀尝试率的情况下,从贝叶斯分析的角度评估观察到如此数量自杀尝试病例的概率。根据表 5.6 中基于人群的队列发生自杀事件的荟萃分析,自杀尝试率 λ 的对数分布为

$$\text{logit}(\lambda) \sim N(\mu_\lambda, \sigma_\lambda) \tag{5.6}$$

其中 $\mu_\lambda = 0.27$ 和 $\sigma_\lambda = 0.69$。要检验的零假设是 H_0:在柏达鲁单抗临床试验中的自杀风险与普通银屑病患者的自杀风险相似。在临床试验中,自杀尝试的数量 Y 遵循泊松分布

$$Y \sim \text{Possion}(n\lambda) \tag{5.7}$$

其中 n 是接触治疗的人年数,λ 是银屑病患者的自杀尝试发生率。如果 H_0 是真的,那么观察到在柏达鲁单抗临床试验中的自杀尝试数量 y 的概率是

$$P(Y \geq y) = \int P(Y \geq y \mid n\lambda) f(\lambda) d\lambda = \sum_{k \geq y} \int \frac{(n\lambda)^k e^{-n\lambda}}{k!} f(\lambda) d\lambda \tag{5.8}$$

其中 $f(\lambda)$ 是基于公式(5.6)的自杀尝试发生率背景下的密度函数。

表 5.8　在柏达鲁单抗 AMAGINE-2 和 AMAGINE-3 试验中观察到自杀案件数量的可能性

疗程	实验者数量	暴露量	自杀数量(y)	$P(Y \geq y)$
54＋周	975	781.2	2	0.067
12 周	1234	284.8	1	0.138

根据荟萃分析估测的自杀发生率为背景,表 5.8 展示了在两项关于柏达鲁单抗的临床试验中观察到一定数量自杀案例的概率。在 54 周以上疗程的研究中,有 975 例患者接受了每两周 210 mg 的恒定剂量,总暴露时间为 781.2 人年。观察到两次或更多的自杀数量的后验平均概率为 $P(Y \geq 2) = 0.067$。疗程为 12 周组,观察到一例自杀的相应概率为 0.138。因此,鉴于银屑病患者自杀尝试风险较高,即使使用柏达鲁单抗不会导致额外的自杀风险,我们仍可能在 AMAGINE-2 和 AMAGINE-3 实验中观察到两次或更多次自杀尝试的可能性。此外,在安全性分析中会监视多个不良事件。由于进行了多次测试,不良事件具有统计显著性的机会甚至更高。值得注意的是,第 54 周的一名受试者尝试了自杀 3 次。如果我们将这 3 次自杀尝试视为独立的自杀事件,在第 54 周时可能会观察 4 次自杀尝试,则观察到 4 个或更多案例的概率为 0.0013。这可能表明柏达鲁单抗可能导致自杀。但是,由于对同一个人的多次自杀尝试是高度相关的,因此此概率估计值非常保守。

此外,可能还有其他与柏达鲁单抗自杀病例有关的因果关系。首先,抗抑郁药的使用可能是与自杀风险相关的混杂因素。越来越多的银屑病患者使用抗抑郁药,而抗抑郁药的使用与自杀和攻击行为相关。自 2014 年 5 月以来,AMAGINE-2 和 AMAGINE-3 开始收集有关抑郁量表的信息,但如果没有更多信息将无法进行全面的分析。在较早的关于倍林达治疗心血管疾病的 PLATO 试验中,过量使用阿司匹林已被证明可以解释心血管死亡相关风险的区域差异。作为混杂因素,抗抑郁药的过量使用可能可以解释了柏达鲁单抗和安慰剂组之间自杀尝试的差异。在开放标签期间没有对照组的情况下,另外一个上报的自杀可能是由于和药物使用无关的另一场危机引起的。例如在美国,症状恶化或最近的经济危机都与自杀率上升有关。

5.3.4　结语

尽管已经批准了许多用于治疗银屑病的全身性药物,但要使患者摆脱银屑病仍然相当困难。司库奇尤单抗是一种 IL－17 抑制剂,已于 2015 年获批准用于治疗中度至重度银屑病。另外两种 IL－17 抑制剂柏达鲁单抗和依奇珠单抗也已获 FDA 批准用于治疗银屑病。司库奇尤单抗和依奇珠单抗均无自杀倾向信号。此外,细胞因子活性,特别是细胞因子 IL－6、IL－17 和 IL－23 的拮抗作用与神经系统症状无关。例如,IL－6 受体抗体托珠单抗对类风湿关节炎患者的生活质量评分(包括疲劳、焦虑、抑郁和许多其他因素)产生了积极影响。更重要的是,针对 IL－17 配体(而非受体)的 IL－17 抗体司库奇尤单抗尚未显示出与自杀的联系。鉴于对 RWE 的统计分析,人们可能会对柏达鲁单抗增加自杀风险的说法产生怀疑。这显然需要有更多的数据,如果柏达鲁单抗试验中的数据有保证,FDA 可能会开始进行药物类别审查。考虑到这个通路的复杂性,它与 IL－6、IL－12 和 IL－23 通路重叠,FDA 可能会有一个较宽的空间进行审查。

5.4　总结

科学性、法规性和公众的监督越来越关注医学界、制药行业和卫生监管当局的责任和义务,从而保证了上市药物具有可接受的收益风险比。长期以来,RCT 一直被认为是循证医学的基础。但是,由于财务、道德和实践上的限制,它们并不总是可行的,并且 RCT 因缺乏外部有效性而受到批评。RWD 可能为评估药物和生物制剂的安全性提供有用的替代方法。观察研究的核心挑战是混杂因素。尽管已经进行了广泛的研究来评估混杂因素的影响,但是在有混杂因素的情况下,关于评估药物安全性的文献仍然有限。我们使用了两个应用贝叶斯方法的 RWD 来评估药物安全性的案例研究。该方法易于实施,可能是药物安全性评估有前景的方法。然而,使用 RWD 评估药物安全性也面临许多挑战。应该深入检查来自不同来源的数据质量和患者群体,以确保研究结果的可靠。

参考文献

1. Singh, S. and Loke, Y. K. 2012. Drug safety assessment in clinical trials: methodological challenges

and opportunities. Trials, 13, 138.

2. Jiang, Q. and Xia, H. A. 2014. Quantitative Evaluation of Safety in Drug Development: Design, Analysis and Reporting, Bio-Statistics Series, London: Taylor & Francis.

3. Prieto-Merino, D., Quartey, G., Wang, J., and Kim, J. 2011. Why a Bayesian approach to safety analysis in pharmacovigilance is important. Pharmaceutical Statistics, 10(6), 554 – 559.

4. Sibbald, B. 2004. Rofecoxib (Vioxx) voluntarily withdrawn from market. Canadian Medical Association Journal, 171(9), 1027 – 1028.

5. Xia, H. A., Ma, H., and Carlin, B. P. 2011. Bayesian hierarchical modeling for detecting safety signals in clinical trials. Journal of Bio-Pharmaceutical Statistics, 21(5), 1006 – 1029.

6. Madigan, D., Ryan, P., Simpson, S., and Zorych, I. 2010. Bayesian methods in pharmacovigilance. Bayesian Statistics, 9, 421 – 438.

7. Cornfield, J., Haenszel, W., Hammond, E. C., Lilienfeld, A. M., Shimkin, M. B., and Wynder, E. L. 1959. Smoking and lung cancer: recent evidence and a discussion of some questions. Journal of the National Cancer Institute, 22(1), 173 – 203.

8. Gastwirth, J. L. 1988. Statistical Reasoning in Law and Public Policy. Boston, MA: Academic Press.

9. Rosenbaum, P. R. 2002. Observational studies. Observational Studies, Springer Science & Business Media, New York.

10. McCandless, L. C., Gustafson, P., and Levy, A. 2007. Bayesian sensitivity analysis for unmeasured confounding in observational studies. Statistics in Medicine, 26(11), 2331 – 2347.

11. Gastwirth, J. L. and Greenhouse, S. W. 1995. Biostatistical concepts and methods in the legal setting. Statistics in Medicine, 14(15), 1641 – 1653.

12. Yu, B. and Gastwirth, J. L. 2003. The use of the reverse cornfield inequality to assess the sensitivity of a nonsignificant association to an omitted variable. Statistics in Medicine, 22(21), 3383 – 3401.

13. Lin, D. Y., Psaty, B. M., and Kronmal, R. A. 1998. Assessing the sensitivity of regression results to unmeasured confounders in observational studies. Biometrics, 54(3), 948.

14. Thomas, A., O'Hara, B., Ligges, U., and Sturtz, S. 2006. Making BUGS open. R News, 6(1), 12 – 17.

15. Gastwirth, J. L. 2003. The need for careful evaluation of epidemiological evidence in product liability cases: a reexamination of Wells v. Ortho and Key Pharmaceuticals. Law, Probability and Risk, 2(3), 151 – 189.

16. Smith, E. S. O., Dafoe, C. S., Miller, J. R., and Banister, P. 1977. An epidemiological study of congenital reduction deformities of the limbs. British Journal of Preventive and Social Medicine, 31(1), 39 – 41.

17. Mills, J. L., Harley, E. E., Reed, G. F., and Berendes, H. W. 1982. Are spermicides teratogenic? JAMA, 248(17), 2148 – 2151.

18. Polednak, A. P., Janerich, D. T., and Glebatis, D. M. 1982. Birth weight and birth defects in relation to maternal spermicide use. Teratology, 26(1), 27 – 38.

19. Bracken, M. B. and Holford, T. R. 1981. Exposure to prescribed drugs in pregnancy and association

with congenital malformations. Obstetrics and Gynecology, 58(3), 336 – 344.

20. Groenwold, R. H. H., Hak, E., and Hoes, A. W. 2009. Quantitative assessment of unobserved confounding is mandatory in nonrandomized intervention studies. Journal of Clinical Epidemiology, 62(1), 22 – 28.

21. Hedges, L. V. and Olkin, I. 1985. Statistical Methods for Meta-Analysis. San Diego, CA: Academic Press.

22. Van Houwelingen, H. C., Arends, L. R., and Stijnen, T. 2002. Advanced methods in meta-analysis: multivariate approach and meta-regression. Statistics in Medicine, 21(4), 589 – 624.

23. Raudenbush, S. W. 2009. Analyzing effect sizes: random-effects models. In The Handbook of Research Synthesis and Meta-Analysis, New York: Russell Sage Foundation, 295 – 315.

24. Hedges, L. V. and Vevea, J. L. 1998. Fixed- and random-effects models in meta-analysis. Psychological Methods, 3(4), 486 – 504.

25. Viechtbauer, W. 2010. Conducting meta-analyses in R with the metafor. Journal of Statistical Software, 36(3), 1 – 48.

26. Schwarzer, G. and Schwarzer, M. G. 2012. Package meta. The R Foundation for Statistical Computing, 9.

27. Chiricozzi, A. and Krueger, J. G. 2013. Il – 17 targeted therapies for psoriasis. Expert Opinion on Investigational Drugs, 22(8), 993 – 1005.

28. Gooderham, M., Posso-De Los Rios, C. J., Rubio-Gomez, G. A., and Papp, K. 2015. Interleukin-17 (il – 17) inhibitors in the treatment of plaque psoriasis: a review. Skin Therapy Letters, 20(1), 1 – 5.

29. Lebwohl, M., Strober, B., Menter, A., Gordon, K., Weglowska, J., Puig, L., Papp, K., Spelman, L., Toth, D., Kerdel, F., et al. 2015. Phase 3 studies comparing brodalumab with ustekinumab in psoriasis. New England Journal of Medicine, 373(14), 1318 – 1328.

30. Abuabara, K., Azfar, R. S., Shin, D. B., Neimann, A. L., Troxel, A. B. and Gelfand, J. M., 2010. Cause-specific mortality in patients with severe psoriasis: a population-based cohort study in the UK. British Journal of Dermatology, 163(3), 586 – 592.

31. Singhal, A., Ross, J., Seminog, O., Hawton, K. and Goldacre, M. J., 2014. Risk of self-harm and suicide in people with specific psychiatric and physical disorders: comparisons between disorders using English national record linkage. Journal of the Royal Society of Medicine, 107(5), 194 – 204.

32. Svedbom, A., Dalen, J., Mamolo, C., Cappelleri, J. C., Mallbris, L., Petersson, I. F. and Ståhle, M., 2015. Increased cause-specific mortality in patients with mild and severe psoriasis: a population-based Swedish register study. Acta dermatovenereologica, 95(7), 809 – 815.

33. Mease, P., McInnes, I. B., Richards, H., Pricop, L., Widmer, A., and Mpofu, S. 2015. Sat0579 secukinumab safety and tolerability in patients with active psoriatic arthritis: Pooled safety analysis of two phase 3, randomized, controlled trials (future 1 and future 2). Annals of the Rheumatic Diseases, 74(Suppl 2), 870.3 – 871.

34. Griffiths, C. E. M., Reich, K., Lebwohl, M., van de Kerkhof, P. C., Menter, A., Cameron, G. S., Erickson, J., Zhang, L., Secrest, R. J., et al. 2015. Comparison of

ixekizumab with etanercept or placebo in moderate-to-severe psoriasis (uncover-2 and uncover-3): results from two phase 3 randomised trials. Lancet, 386(9993), 541-551.

35. Dowlatshahi, E. A., Wakkee, M., Herings, R., Hollestein, L. M, and Nijsten, T. 2013. Increased antidepressant drug exposure in psoriasis patients: a longitudinal population-based cohort study. Acta Dermato-Venereologica, 93(5), 544-550.

36. Sharma, T., Guski, L. S., Freund, N., and Gøtzsche, P. C. 2016. Suicidality and aggression during antidepressant treatment: systematic review and metaanalyses based on clinical study reports. BMJ, 352, i65.

37. Carroll, K. J. and Fleming, T. R. 2013. Statistical evaluation and analysis of regional interactions: the Plato trial case study. Statistics in Bio-Pharmaceutical Research, 5(2), 91-101.

38. Danesh, M. J. and Kimball, A. B. 2016. Brodalumab and suicidal ideation in the context of a recent economic crisis in the united states. Journal of the American Academy of Dermatology, 74(1), 190-192.

39. Ohlssen, D., Price, K. L., Xia, H. A., Hong, H., Kerman, J., Fu, H., Quartey, G., Heilmann, C. R., Ma, H., and Carlin, B. P. 2013. Guidance on the implementation and reporting of a drug safety Bayesian network meta-analysis. Pharmaceutical Statistics, 13(1), 55-70.

6　真实世界证据用于承保和支付决策

[美]索拉布·阿加瓦尔　　[美]黄　辉
[美]奥兹莱姆·托帕洛卢　　[英]罗斯·塞尔比

6.1　简介

医疗保健支出的增加对支付方和政策制定者的资金管理能力带来了挑战。随着可支付产品的增加,支付方和其他利益相关者要求生产商展示医疗产品的价值以证明支付决策的合理性。

近期,基因疗法等突破性医疗技术的高昂价格(单次治疗的价格在 500 000～2 000 000 美元之间)重新引起了人们对医疗产品价值的争论。新兴治疗方法的大量涌现对医保基金的负担能力提出挑战,即如何在提供新型治疗方式的同时,继续为更多人群提供治疗。新兴治疗方法的功效和实际疗效也存在不确定性,尤其是那些监管机构根据在特殊人群中开展的短期、替代终点的、(或)单臂研究所批准的孤儿药产品。由于高额成本所带来的压力以及功效和实际疗效方面的不确定性,除了监管机构审批所需的典型关键试验以外,越来越多的利益相关者要求对新兴疗法的价值提供更多的证明。RWE提供了一个证明药品对于相关人群的有效性和安全性的机会。

6.2　定义价值

部分利益相关者试图使用基于"价值"的指标来制订覆盖范围和支付决策。但是,对于价值的定义和价值评估过程尚无明确共识。支付方、卫生技术评估(health technology assessment,HTA)机构和医学协会等各种利益相关者采取和/或提出了不同的价值评估方法。当前国际上存在多种价值框架(表 6.1)。

国际药物经济学与结果研究协会(International Society for Pharmacoeconomics & Outcomes Research,ISPOR)工作组对这些价值框架提出了顾虑,认为其中一些价值框架的表面效度和效用存在不确定性。ISPOR 工作组表示,这些价值框架最主要的局限性包括缺乏清晰的视角(例如,患者还是健康保险方)以及成本和收益核算的透明度较差。

表 6.1 价值框架概述

框架	简要描述	网站
ICER 价值框架	基于两个普适概念："长期价值"和"短期可负担性"。长期价值是根据每个质量调整生命年（quality adjusted life years, QALYs）的增量成本来衡量的。短期可负担性是基于整个医疗系统 5 年内的总成本（与医疗和产品相关的成本）来测算的	https://icer-review.org/material/2020-value-assessment-framework-final-framework/
NCCN 证据模块™	国家综合癌症网络(National Comprehensive Cancer Network, NCCN)专家组成员以 1～5 的评分标准对 5 项指标进行评分。这五项指标是：治疗方案/药物的有效性，治疗方案/药物的安全性，证据的质量，证据的一致性以及治疗方案/药物的可负担性	https://www.nccn.org/evidenceblocks/
美国临床肿瘤学会（American Society of Clinical Oncology, ASCO)净健康效益评分	估算"净健康效益评分"，该评分是根据总体生存期(overall survival, OS)、无进展生存期（progression-free survival, PFS)、缓解率(remission rate, RR)、症状缓解、误工时间和生活质量（quality of life, QoL)以及该方案的相对毒性等关键要素得出的	https://ascopubs.org/doi/full/10.1200/JCO.2016.68.2518
欧洲医学肿瘤学会临床获益量表（European Society for Medical Oncology Magnitude of Clinical Benefit Scale, ESMO - MCBS)	评估取决于治疗方案是治疗型还是非治疗型。得分基于临床、生活质量和安全性证据(1.1 版)	https://www.esmo.org/Guidelines/ESMO-MCBS/Articles/ESMO-Magnitude-of-Clinical-Benefit-Scale-version-1.1
DrugAbacus	交互式癌症药物定价工具,包含以下要素：①维持一年生存期的价格；②毒性；③创新性；④是否针对罕见病；⑤疾病负担；⑥研发成本；⑦预后；⑧未满足需求	https://drugpricinglab.org/tools/drug-abacus/

6.3 合同趋势/基于价值的协议

过去几年,支付方和生产企业之间已经达成了许多不同类型的基于价值的协议。这些协议根据产品的实际结果进行付款或提供折扣。基于价值的协议中出现了不同的术语,例如"基于结果的合同(outcomes-based contracts，OBC)","基于价值的定价(value-based pricing，VBP)","基于绩效的合同(per formance-based contracts，PBC)","基于价值的合同(value-based contracts，VBC)","风险共担协议(risk-sharing agreements，RSA)","证据发展支付(coverage with evidence development，CED)"和"管理准入计划(managed entry schemes，MES)"。

6.3.1　基于结果的合同

OBC 将支付金额与患者的实际结果相关联。OBC 已在一些欧洲国家实施,例如意大利、瑞典、英国和德国。美国的 OBC 数量也一直在增加。尽管一些国家已经建立了生成和报告 RWE 的机制(例如,意大利和瑞典),但其他国家的流程仍不确定。在管理型医疗药房学院(academy of managed care pharmacy,AMCP)进行的一项调查中,大多数美国支付方和制造商都表示对 OBC 有兴趣。然而截至目前,由于收集真实世界结果的过程困难重重,此类合同的实际应用仍受到限制。将来,随着电子病历的使用以及支付方和整合型医疗服务体系建立起合作关系,将减轻这些操作上的挑战,OBC 可能会成为管理真实世界结果的有效途径。

6.3.2　基于财务的协议

在基于财务的协议中,支付金额基于财务考虑,与临床表现无关。这样的例子包括量价协议,支付封顶以及在一定治疗周期内提供免费产品。例如,在韩国,如果药品的使用量增加 30%～60%,则价格会降低 10%。另一个例子是新"Netflix 模式",即支付方通过支付固定费用/订阅费来无限制地获取治疗服务。2019 年,路易斯安那州和华盛顿州宣布采用 Netflix 订阅模式,通过补充回扣协议来补偿 Medicaid 丙型肝炎的治疗费用。

6.3.3　替代/创新支付模式

近年来,越来越多的创新支付模式提出,可将治疗费用分摊到多年。分期付款将基于里程碑的付款形式与基于结果的协议相结合。2018 年,AveXis 和 Novartis 宣布将 Zolgensma®［索伐瑞韦(Onasemnogene abeparvovec),用于治疗脊髓性肌萎缩症的基因疗法］的成本分摊到 5 年,每年 425 000 美元,从而创建了基于结果的 5 年协议和创新的按时间支付模式。

6.4　真实世界证据展示价值的重要性

6.4.1　RWE 和产品有效性

越来越多的支付方和其他利益相关者要求证明产品在其覆盖人群中的有效性。可以由产品制造商或支付方开展研究,来生成此项证据,也可以由多个利益相关者共同合作进行。武田制药公司在德国和英国进行的一项真实世界研究表明,在不适合自体干细胞移植(autologous stem cell transplant,ASCT)的复发/难治性霍奇金淋巴瘤(Hodgkin lymphoma,HL)患者中使用维布妥昔单抗是有效的。北加州凯撒永久建立了一个病毒性肝炎登记系统,其中包含所有慢性丙型肝炎患者的行政和临床数据。最近,许多产品制造商选择与支付方/HTA 机构合作,来开展基于目标人群实际效果的支付模式。例如,默克(Merck)和 Optum 联合健康(United Health's Optum)发起了一项计划,其中涉及使用 RWD 共同开发和测试高级预测模型,并共同设计基于结果的风险分担协议,以减少临床和财务的不确定性。

6.4.2　RWE 和产品安全性

安全性证据是监管审批过程的一部分。然而,除了某些产品和某些疾病状态,支付方也对其他安全性结果(例如恶性肿瘤、心血管事件的风险)以及对真实世界环境中安全风险的长期评估感兴趣。在一项针对支付方的调查中,了解产品安全性是利用RWE 的原因之一。北加州凯撒永久最近进行的一项研究纳入了 8 219 例感染人类免疫缺陷病毒(HIV)并使用雷特格韦进行治疗的患者发生恶性肿瘤和死亡的风险。该研究展示了支付方如何使用其数据库进行观察性研究来评估真实世界中的安全风险。

6.4.3　RWE 和健康经济学结果研究结果

除了安全性和有效性,RWE 还可以用于为支付方/HTA 生成证据,来开展健康经济学结果研究(health economics and outcomes research,HEOR),例如生活质量、患者报告结果(patient-reported outcomes,PRO)、工作生产力、依从性和真实世界中的成本有效性。例如,依从性是支付方最关心的问题,因为不遵守规定会导致不良的临床结果和潜在的更高的资源使用,从而带来更高的经济负担。在一项使用 Humana 数据的研究中,依从性好的精神分裂症患者住院和医疗费用更低。

6.4.4　RWE 和疾病负担

产品价值的另一个体现是主张疾病的负担情况。如果利益相关者不了解疾病的严重性和未满足的需求,那他们很可能不会重视该产品。过往和最新的 RWE 研究可用于建立对疾病负担的认识。例如,加拿大的一项大型多中心观察研究表明,流感的平均住院时间为 10.8 天,普通病房住院时间为 9.4 天,重症监护病房住院时间为 9.8 天。此类研究对于提升支付方对有关疾病高负担的认知非常有用。在临床与经济评估研究所(Institute for Clinical and Economic Review,ICER)的最新评估中,他们利用家族性淀粉样变多发性神经病世界移植注册中心的数据来证实遗传性甲状腺素患者肝移植的负担。

6.5　支付方和卫生技术评估机构对真实世界证据的使用

6.5.1　有针对性的文献综述

通过开展有针对性的文献综述,我们检索了 2017—2019 年出版的由支付方和 HTA 使用 RWE 的趋势、案例研究和指南的内容,选择 PubMed 和 Embase 数据库,来查找最新的全文出版物和会议摘要。

6.5.2　从支付方使用 RWE 趋势研究的回顾中发现的结果

我们最后筛选出 7 项研究,这些研究分析了在 HTA 流程中使用 RWE 的情况。涵盖的 HTA 机构包括:ICER(美国),国家医疗与健康卓越研究所(NICE;英格兰、威尔士),苏格兰药品协会(SMC;苏格兰),法国卫生局(HAS;法国),医疗保健质量和功效研究所(IQWIG;德国),泛加拿大肿瘤药物审查局(pCODR;加拿大),药品福利咨询委员会(PBAC;澳大利亚),卫生技术评估和关税制度局(AOTMiT;波兰)和荷兰保健机构(ZIN;荷兰)。总体而言,超过一半的 HTA 报告包含 RWE 的应用(范围为 45%～100%,如表 6.2)。RWE 最常见的用途是用于流行病学、临床有效性和成本效果分析。

表 6.2　HTA 对 RWE 的使用研究

作者/创作年份	支付方/HTA	研究方法	主要发现
Drane 等,2019	ICER(美国)	回顾 26 份评估报告	26 项评估中有 15 项(58%)在 SLR 中包括了 RWE。12 项(46%)使用 RWE 来证明临床相对有效性。
Makady 等,2018	NICE(英国),SMC(苏格兰),HAS(法国),IQWIG(德国),ZIN(荷兰)	回顾 2011 年 1 月 1 日至 2016 年 12 月 31 日发布的 52 份关于黑色素瘤的 HTA 报告	在 52 份报告中,有 28 份(54%)提及 RWE,主要是为了估计黑色素瘤的患病率;在 25 份 CEA 中,有 22 份(88%)提及 RWE,主要是为了推断长期疗效和/或确定与药物相关的费用。
Ng 等,2018	NICE(英国),HAS(法国),pCODR(加拿大),PBAC(澳大利亚)	16 篇 NSCLC HTA 报告	RWE 应用于 56% 的评估中:其中 NICE 10/13,PBAC 6/9,pCODR 6/10,HAS 0/7。
Wilk 等,2017	AOTMiT(波兰)	58 个评估报告的回顾	RWE 的平均使用比例为 45%。
Aggarwal 等,2018	NICE(英国)	回顾 19 份 HTA 报告(2016—2017 年)	19 份 HTA 报告被 NICE 要求考虑或使用 RWE。在 19 份报告中,有 30 种不同的 RWE 应用:10 份用于成本效果分析,6 份用于临床疗效分析,5 份用于临床管理,3 份用于剂量分析,4 份用于总体生存推断,2 份用于效用评分。
Han 等,2018	pCODR(加拿大)	回顾 84 份报告(2012 年 1 月至 2017 年 5 月)	84 份报告中有 41 份(48%)涵盖了利用 RWE 来弥补数据缺失的内容。
Aggarwal 和 Topaloglu 2019	NICE(英国)	回顾 7 份有关超罕见疾病的 HTA 报告	所有 7 份 HTA(100%)均利用 RWE 来开展有效性、安全性、用药趋势和疾病自然史的分析。

注:AOTMiT, Agency for Health Technology Assessment and Tariff Systems 波兰卫生技术评估和关税制度局; CEA, cost-effectiveness analysis 成本效果分析; HAS, Haute Autorité de Santé 法国卫生局; HTA, health technology assessment 卫生技术评估; ICER, Institute for Clinical and Economic Review 临床和经济评估研究所; IQWiG, Institute for Quality and Efficacy in Healthcare, 医疗保健质量和功效研究所; NICE, National Institute for Health and Care Excellence 国家医疗与健康卓越研究所; NSCLC, non-small cell lung cancer 非小细胞肺癌; PBAC, Pharmaceutical Benefits Advisory Committee 药品福利咨询委员会; pCODR, Pan-Canadian Oncology Drug Review 泛加拿大肿瘤药物审查局; RWE, real-world evidence 真实世界证据; SLR, systematic literature review 系统综述; SMC, Scottish Medicines Consortium 苏格兰药品协会; ZIN, Zorginstituut Nederland 荷兰医疗机构

在 5 家 HTA 机构对 52 份关于黑色素瘤 HTA 报告的综述中,88% 的报告使用 RWE 开展成本效果分析,54% 的报告使用 RWE 开展相对有效性研究。但是,RWE 的使用因 HTA 机构而异。例如对于黑色素瘤,NICE 的 10 项评估中有 10 项使用 RWE 来评估疗效,而 SMC 仅在 3/10 项评估中应用。IQWIG、ZIN 和 HAS 的评估主要将 RWE 用于流行病学分析。在开展成本效果分析方面,NICE、SMC 和 ZIN 对 RWE 的使

用率超过 75％。

在美国，ICER 在 46％的报告中应用 RWE 开展疗效分析。此外，在 ICER 评估中所使用的系统综述（systematic literature review，SLR）中，58％的系统综述都包括了 RWE。

同样，在 NICE、pCODR、PBAC 和 HAS 发表的针对 NSCLC 的 16 份 HTA 报告中，RWE 的使用率超过 50％。其中，NICE 的 13 项评估中有 10 项应用了 RWE，PBAC 的 9 项评估中有 6 项，pCODR 的 10 项评估中有 6 项，但 HAS 的 7 份报告中均未使用 RWE。这可能是由于 NICE 要求拥有 RWE 才能纳入癌症药物基金的要求。在澳大利亚，生产商需要使用注册数据来收集 RWE，以计算患者的总生存期。

波兰 AOTMiT 的评估显示，平均有 45％的报告考虑了 RWE，其中大部分是观察性研究。

对 NICE 2016—2017 年评估报告的研究发现，19 份报告被 NICE 要求考虑或使用 RWE。在这些报告中，RWE 有 10 次被用于成本效果分析，6 次用于临床效果，5 次用于临床管理，3 次用于剂量分析，4 次用于总生存期分析，2 次用于效用评分。在对 84 份关于癌症药物的 pCODR 报告进行的评估中，近一半的报告提出通过 RWE 来弥补数据缺口。

RWE 对于罕见疾病的评估尤其有用，在罕见疾病中，人口稀少使得进行大量人群研究或随机关键性试验变得困难。在 NICE 的针对超孤儿疾病的产品评估的回顾，即在高度专业化技术（highly specialized technology，HST）计划下进行的评估中，发现 7 项评估全部都使用 RWE 进行了有效性、安全性、剂量趋势或自然病史的评估。

6.5.3　在 HTA 中使用 RWE 的最新案例研究

我们利用 5 个案例研究说明支付方/HTA 机构在实践中如何使用 RWE 来基于价值定价/拟定合同或开展技术评估。

（1）利用实际住院率来开展价值定价

在一项名为 PARADIGM-HF 的大型临床试验中，诺华的诺欣妥®（依洛尤单抗）优于血管紧张素转化酶（angiotensin-converting enzyme，ACE）抑制剂依那普利，可将心力衰竭住院或心血管死亡的风险降低 20％。为了与低价仿制药竞争，如果实际住院率低于目标阈值，诺华会向美国支付方降低药品价格。

（2）真实世界中的有效性和依从性

安进的 PCSK9 抑制剂瑞百安®（依洛尤单抗）可用于治疗高脂血症。2017 年，ICER 发布了一份报告，指出要达到修订后的基于价值的价格基准，依洛尤单抗当前每年的批发价格（wholesale acquisition cost，WAC）14 523 美元需要下调 85％～88％。这份报告和支付方的其他担忧导致了产品定价和药物可及性方面的重大挑战。如果在实际使用中，患者坚持服药却发生心脏病或中风，安进公司承诺将全额退还瑞百安的费用。由于支付方的强烈反对，该药的价格也降低了 60％。

（3）真实世界中的总体生存期-管理准入计划

在澳大利亚，PBAC 批准了伊匹单抗用于转移性黑色素瘤的治疗，其条件是可以在真实环境中获得 2 年总生存期的证据。根据 910 例患者的数据，估计 2 年总生存率在

23.9%～34.2%,高于注册试验中观察到的 23.5%的总生存率。

（4）真实环境中的对照组疗效

对基于非比较试验(例如,针对肿瘤的单臂研究)批准的产品,使用真实世界的研究方法来生成有关对照组疗效的数据可能会很有效。在对维布妥昔单抗治疗霍奇金淋巴瘤(一种罕见病)的 NICE 评估中,武田制药利用 RWE 作为历史对照,用于证明该产品的相对有效性。真实世界中的历史对照还用于维布妥昔单抗治疗复发性或难治性系统间变性大细胞淋巴瘤(anaplastic large cell lymphoma,ALCL)的评估。利用不列颠哥伦比亚癌症机构淋巴癌数据库中患者的历史队列,将维布妥昔单抗与化学疗法进行了间接比较,得出无进展生存期和总生存期数据。NICE 对难治性霍奇金淋巴瘤的纳武单抗进行了评估。生产商利用以前的美国回顾性图表审查研究来证明对照组的功效。尽管 NICE 对于在英国利用美国研究的结果存在一些担忧,但 HTA 委员会接受了将 RWE 作为对照组,与纳武单抗进行了间接比较。

（5）疾病的自然进程和超孤儿药的长期有效性

NICE 为了对治疗儿童型低磷酸酯酶症的阿法酸酶进行评估,生产商提交了来自 3 项非干预性真实世界自然病史研究的数据,来证明其生存率及是否需要侵入性通气和功能评估。此外,为了评估其有效性,在评估过程中还提交了两个真实环境中的扩展研究作为证据。

参考文献

1. Augustovski, F. and McClellan, M. B. 2019. Current policy and practice for valuebased pricing. Value in Health, 22, S4 - S6.

2. Touchot, N. amd Flume, M. 2015. The payers' perspective on gene therapies. Nature Biotechnology, 33, 902.

3. Carr, D. R. and Bradshaw, S. E. 2016. Gene therapies: the challenge of super-highcost treatments and how to pay for them. Regenerative Medicine, 11, 381 - 393.

4. Malone, D. C., et al. 2019. Cost-effectiveness analysis of using onasemnogene abeparvocec (AVXS - 101) in spinal muscular atrophy type 1 patients. Journal of Market Access & Health Policy 7, 1601484.

5. Danzon, P. M. 2018. Affordability challenges to value-based pricing: mass diseases, orphan diseases, and cures. Value in Health, 21, 252 - 257.

6. Schuller, Y., Hollak, C. E. M., Gispen-de Wied, C. C., Stoyanova-Beninska, V., and Biegstraaten, M. 2017. Factors contributing to the efficacy-effectiveness gap in the case of orphan drugs for metabolic diseases. Drugs, 77, 1461 - 1472.

7. Dafny, L. S., Ody, C. J., and Schmitt, M. A. 2016. Undermining value-based purchasing — lessons from the pharmaceutical industry. New England Journal of Medicine, 375, 2013 - 2015.

8. Mahendraratnam, N., et al. 2019. Value-based arrangements may be more prevalent than assumed. The American Journal of Managed Care, 25, 70 - 76.

9. Jansen, J., Incerti, D., and Linthicum, M. 2017. An open-source consensus-based approach to value assessment. Health Affairs Blog. https://www. healthaffairs. org/do/10. 1377/hblog20171212. 640960/full/

10. Willke, R. J., Neumann, P. J., Garrison Jr, L. P., and Ramsey, S. D. 2018. Review of recent US value frameworks — a health economics approach: an ISPOR Special Task Force report [6] . Value in Health, 21, 155 – 160.

11. Yu, J. S., Chin, L., Oh, J., and Farias, J. 2017. Performance-based risk-sharing arrangements for pharmaceutical products in the United States: a systematic review. Journal of Managed Care & Specialty Pharmacy, 23, 1028 – 1040.

12. Gonçalves, F. R., Santos, S., Silva, C., and Sousa, G. 2018. Risk-sharing agreements, present and future. ecancermedicalscience 12, 823.

13. Duhig, A. M., Saha, S., Smith, S., Kaufman, S., and Hughes, J. 2018. The current status of outcomes-based contracting for manufacturers and payers: an AMCP Membership Survey. Journal of Managed Care & Specialty Pharmacy, 24, 410 – 415.

14. Cieply, B. and Enev, T. 2018. PHP350-performance and outcomes based contracts in the EU and USA: comparison of trends and recent developments. Value in Health, 21, S210.

15. Kelly, C. 2016. US outcomes-based contracts: big uptick in interest, but not execution. In Vivo, 6, November.

16. Yoo, S. L., et al. 2019. Improving patient access to new drugs in South Korea: evaluation of the National Drug Formulary System. International Journal of Environmental Research and Public Health, 16, 288.

17. Department of Health & Human Services. 2019 Transmittal and Notice of Approval of State Plan Material for: Centers for Medicare & Medicaid Services. https://www. medicaid. gov/State-resource-center/Medicaid-State-PlanAmendments/Downloads/LA/LA-19-0018. pdf

18. Horvath, J. C. and Anderson, G. F. 2019. The states as important laboratories for federal prescription drug cost-containment efforts. JAMA, 321, 1561 – 1562.

19. Hodgson, J., Zec, H., and Bedell, W. 2019. Sell'n gene therapies. Transfusion, 1, 20192.

20. Novartis. 2019. AveXis Announces Innovative Zolgensma® Gene Therapy Access Programs for US Payers and Families. https://www. prnewswire. com/news-releases/avexis-announces-innovative-zolgensma-gene-therapy-accessprograms-for-us-payers-and-families-300856661. html ♯ : ～ : text ＝ AveXis％ 20Announces％ 20Innovative％ 20Zolgensma％ C2％ AE％ 20Gene％ 20Therapy％ 20Access％ 20Programs, chronic％ 20therapy％ 20for％ 20all％ 20pediatric％ 20patients％ 20with％20SMA

21. Brockelmann, P. J., et al. 2017. Brentuximab vedotin in patients with relapsed or refractory Hodgkin lymphoma who are Ineligible for autologous stem cell transplant: a Germany and United Kingdom retrospective study. European Journal of Haematology, 99, 553 – 558.

22. California Technology Assessment Forum. 2015. Next Steps for Payers and Policymakers: An Action Guide on the Newest Treatments for Chronic Hepatitis C Infection. https://icer-review. org/wp-content/uploads/2016/02/HCV2_action_guide_payers_Final. pdf

23. Optum. 2017. Optum and Merck Collaborate to Advance Value-Based Contracting of Pharmaceuticals.

https://www. optum. com/about/news/optummerck-collaborate-advance-value-based-contracting-pharmaceuticals. html

24. Malone, D. C. , Brown, M. , Hurwitz, J. T. , Peters, L. , and Graff, J. S. 2018. Real-world evidence: useful in the real-world of US payer decision making? How? When? And what studies? Value Health, 21, 326 – 333.

25. Horberg, M. A. , et al. 2018. Association of raltegravir use with long-term health outcomes in HIV-infected patients: an observational post-licensure safety study in a large integrated healthcare system. HIV Clinical Trials, 19, 177 – 187.

26. Joshi, K. , et al. 2018. Adherence and economic impact of paliperidone palmitate versus oral atypical antipsychotics in a Medicare population. Journal of Comparative Effectiveness Research, 7, 723 – 735.

27. Aggarwal, S. and Topaloglu, O. 2019. Real-World Evidence: Strategies, Trends, Methods, Case Studies. (CreateSpace Publishing Platform ISBN 9781719037068).

28. Ng, C. , et al. 2018. Resource utilization and cost of influenza requiring hospitalization in Canadian adults: A study from the serious outcomes surveillance network of the Canadian Immunization Research Network. Influenza and Other Respiratory Viruses, 12, 232 – 240.

29. ICER Institute for Clinical and Economic Review. 2018. Inotersen and Patisiran for Hereditary Transthyretin Amylooidosis: Effectiveness and Value. Final Evidence Report. https://icer-review. org/wp-content/uploads/2018/02/ICER_Amyloidosis_Final_Evidence_Report_100418. pdf

30. Makady, A. , et al. 2018. Using real-world data in Health Technology Assessment (HTA) practice: a comparative study of five HTA agencies. Pharmacoeconomics, 36, 359 – 368.

31. Drane, E. , Upton, E. , Morten, P. , and Walker, E. 2019. PNS182-Real-world evidence on the rise: evaluating the use of real-world evidence in ICER assessments of comparative clinical effectiveness. Value in Health, 22, S316.

32. Ng, T. , Chawla, T. , and Bending, M. 2018. PCN293-What is the value of real-world evidence in oncology in HTA appraisals in England, France, Canada and Australia? Value in Health, 21, S64.

33. Aggarwal, S. , Topaloglu, O. , and Kumar, S. 2018. Using real-world evidence for health technology assessment submissions: lessons and insights from Review of Nice's Technology Assessment Reports (2016 – 2017). Value in Health, 21, S7.

34. Han, D. , Tiruneh, M. , Chambers, A. , and Haynes, A. 2018. VP02 real-world evidence (RWE) and CADTH Pan-Canadian Oncology Drug Review. International Journal of Technology Assessment in Health Care, 34, 159 – 160.

35. Wilk, N. , et al. 2017. Study types and reliability of real-world evidence compared with experimental evidence used in Polish reimbursement decision-making processes. Public Health, 145, 51 – 58.

36. Walker, T. 2016. Novartis signs on to value-based pricing for Entresto. Managed HealthCare Executive, 4, May.

37. Kee, A. and Maio, V. 2019. Value-based contracting: challenges and opportunities. American Journal of Medical Quality, 34, 615 – 617.

38. Robinson, J. G. , et al. 2019. Enhancing the value of PCSK9 monoclonal antibodies by identifying patients most likely to benefit. Journal of Clinical Lipidology, 13,

39. Kim, H. , Comey, S. , Hausler, K. , and Cook, G. 2018. A real-world example of coverage with evidence development in Australia-ipilimumab for the treatment of metastatic melanoma. Journal of Pharmaceutical Policy and Practice, 11, 4. 128 Real-World Evidence in Drug Development and Evaluation

40. National Institute for Ehalth and Care Excellence. 2018. Brentuximab vedotin for treating CD30-positive Hodgkin lymphoma. Technology Appraisal Guidance. https://www. nice. org. uk/ guidance/ta524/resources/brentuximab-vedotinfor-treating-cd30positive-hodgkin-lymphoma-pdf-82606840474309

41. National Institute for Ehalth and Care Excellence. 2017. Brentuximab vedotin for Treating Relapsed or Refractory Systemic Anaplastic Large Cell Lymphoma. https://www. nice. org. uk/guidance/ ta478/chapter/3-Committee-discussion.

7 观察性研究/真实世界数据的因果推断

[美]陆　博

7.1 基于真实世界数据的因果推断

在包括健康、医学、流行病学、经济学、统计学、计算机科学、社会学、政治学等许多科学领域，长期以来一直致力于推断因果关系。追求严谨的因果推断在 Neyman(1990)提出潜在结果框架的基本概念之后，才成为可能。此后，Rubin(1974)进一步规范化了潜在结果框架，为因果效应的统计推断奠定了基础。对于二分类治疗方案(如服药与不服药)，每个个体都可能表现出两种潜在的结果，即在每种可能的治疗方案下都有一种潜在的结果。将一对潜在结果表示为(Y^1, Y^0)，其中 1 表示正在服用药物，0 表示未服用药物，我们可以在不同水平上清楚地定义因果关系，例如：

1) 个人因果效应：$Y^1 - Y^0$，对于个人 i。

2) 总体平均处理效果(population average treatment effect，PATE)：$E(Y^1 - Y^0)$，对于整个研究人群。

3) 亚组人群平均治疗效果：$E(Y^1 - Y^0 | X)$，对于由协变量 X 定义的特定亚组人群。

顾名思义，在现实中，我们并非经常可以观察到潜在结果。我们只能观察到，当参与者接受一个特定治疗后的一种结果。在因果推断中，这是一个数据缺失的问题，因为最多只能记录两个潜在结果中实际发生的一个。因此，与一般统计分析中关联性估计相比，因果推断需要更多的假设。通常，使用以下两个假设：

1) 个体处理稳定性假设(stable unit treatment value assumption，SUTVA)。这里包含两层含义：首先，作用于某个体的治疗不会影响其他个体的结果。对于常规药物研究，这种无互相干扰的要求可能适用，因为我们认为个体服用药物的行为不会对其他人的结果产生任何影响。但在其他情况下，这个假设可能并不成立，例如疫苗接种研究中，疫苗的效力取决于人口中实际接受疫苗的人数。其次，受试者接受治疗的程度(形式、水平)在整个过程中需要保持不变。这种假设保证了研究是针对一种治疗的特定干预水平。这个假设在对照试验中，是比较可能满足的。但是在一些可能存在不依从问题的队列研究中，同一处理组的个体可能会使用不同累积剂量的药物，因此，假设他们总是接受相同的治疗可能并不合理。

2) 可忽视的分组影响：假设每个人接受治疗的可能性严格控制在 0 和 1 之间，并且只要控制所有相关的协变量,个体是否接受治疗和他或她的潜在结果独立。

显然,可忽视的分组影响假设在随机分配下成立,因为治疗分配不依赖于任何协变量。如果我们可以为随机化研究增加更多设计特征,例如"双盲"和"控制",则 SUTVA 更有可能成立。然后,我们可以通过 RCT 来准确估计处理效果。观察性研究是一种当随机化分配治疗不可行时用于阐明因果关系的实证研究。此时,可忽视的分组影响假设遭到破坏,这使得控制混杂成为一项艰巨的任务。需要控制的混杂由两部分组成:①可测量的混杂(明显的偏倚),因为在治疗之前,可观察到的重要协变量在两组之间的分布可能有所不同;②不可测量的混杂(隐藏的偏倚),因为不是所有相关的协变量都可在观察性研究中被观察到。对于前者,已经建立了受到公认的统计方法解决;对于后者,尽管已有相关方法,但相比之下使用较少。

随机化试验似乎是进行因果推断的理想工具,但由于多种原因,其效用受到很大限制:首先,由于它对选定的参与者有严格的限制,因此很难将研究结果推广到目标人群。其次,这可能很消耗时间和资源,尤其是对于大型随机化临床试验而言。然后,不能保证研究可完美执行。任何违反研究方案的行为,例如失访或不依从,或多或少可能会使这项随机化研究像一项观察性研究。最后,随机化研究不可能回答所有因果问题,例如,评估医疗保健系统或卫生政策,超药品说明书用药的影响等等。

由于随机化研究缺乏因果推断的深度和广度,因此许多情况下,将使用观察性数据的研究推到了最前沿。

使用非实验数据进行因果推断的历史悠久。最著名的例子之一是在 20 世纪五六十年代关于吸烟是否引起肺癌的争论。由于伦理和实践原因,RCT 的研究设计显然是不合适的。研究人员必须依靠从观察性数据中获得的证据来阐明这种关系。尽管有大量研究表明吸烟与肺癌之间有很强的相关性,但非因果关系的支持者认为相关并不意味着因果,吸烟与肺癌可能存在遗传易感性,且几项研究表明吸烟有益(即吸烟者组肺癌患病率较低)。1959 年,Cornfield 等与 5 位顶尖的癌症专家合作撰写了一篇论文,调查了许多已发表的研究,分析一些著名统计学家和烟草公司的反对意见,对有争议的论述进行了仔细的论证,并展示了这份证据是如何以压倒性证据支持"吸烟是人类表皮样肺癌发病率迅速增加的致病因素"。1964 年,普通外科医师的吸烟与健康的报告"强调烟草使用对健康的危害",结束了关于烟草与肺癌长达数十年的辩论。从第 2 年开始,美国国会要求所有售卖的香烟包装都必须注明烟草有害健康的警告信息。

即使在过去以 RCT 为主导的领域,例如药物和医疗设备研发,在大数据时代,情况也开始发生变化。2016 年,国会通过了《21 世纪治愈法案(*21st Century Cures Act*)》,其中包括要求 FDA 评估 RWE 潜在用途的相关规定。RWE 通常被定义为"从 RCT 以外的来源获得的药物用法或潜在收益或风险的数据。"它为使用大量数据的研究工作打开了大门,这些数据包括医疗记录、健康档案、注册表数据、保险理赔数据、调查或行政数据库等。

2017 年,FDA 在未要求任何新临床试验的情况下批准了一个医疗器械的一项新的适应证。经导管主动脉瓣置换术(transcatheter aortic valve replacement,TAVR)是一种可修复受损的瓣膜而无需将其移除的微创外科手术。FDA 于 2011 年批准了首款 TAVR 的设备 Edwards Sapien 经导管心脏瓣膜(transcatheter heart valve,THV)用于症状严重但手术风险太大的患者。自此以后,该设备制造商建立了一项含有超过 100 000 例经导管主动脉瓣置换术的产品注册记录。在这些记录中,有 600 例记录与当时新程序 Sapien 3 的超适应症使用相关。基于这些产品注册数据,FDA 批准了新适应证的使用,而无需进行昂贵且费时的随机临床试验。

这项批准是在受监管的药品和医疗设备研发中拓展 RWE 使用的重要里程碑 (Belson,2018 年)。

本章的内容安排如下:第 7.2 节回顾了观察性研究中调整倾向得分(propensity score adjustment)的各种策略;第 7.3 节敏感性分析(sensitivity analysis),以评估潜在未测量到的混杂变量的影响;第 7.4 节介绍了使用 RWD 来评估美国创伤护理系统的案例。

7.2 观察性研究中调整倾向得分

观察性研究试图通过比较未随机分配的处理组和对照组受试者的结果,来评估干预的效果。在大数据的时代,观察性数据的来源非常丰富,包括行政管理记录、各种注册数据、电子健康档案、保险理赔数据库、问卷调查等。在观察性研究中没有随机分配机制,由于个体特征(例如年龄、性别、疾病严重程度)的差异,某些受试者比其他受试者更有可能受到干预。因此,在对于观测数据的分析中需要对数据进行严谨的统计调整来证明因果关系的合理性。由于缺乏随机性,可忽视的分组影响假设在观察性研究中不再成立,自然而然地需要设计工具来完善试验。倾向评分指在给定观察到的协变量的情况下暴露于治疗的条件概率,是解决治疗分组问题的技术工具。它可以平衡治疗组和非治疗组之间观察到的协变量分布,从而在治疗分配方面近似随机化。因此,倾向评分方法可以减少协变量引起的治疗效果估计中的偏倚(Rosenbaum 和 Rubin,1983a)。

理论上,将 T 表示为二分类处理变量(1 表示接受处理,0 表示未接受处理),X 表示观察到的协变量,可以将倾向得分 $e(X)$ 定义为

$$e(X) = Pr(T = 1 \mid X)$$

倾向得分通常以非参数形式使用,以消除观察到的混杂偏倚,例如构建配对、用作选择权重或创建同质层。如果已知结果和某些协变量之间的结构关系,则可以将倾向得分与回归调整相结合,以提高估计效率。本小节的后续部分提供了更多有关使用分析性倾向得分不同方法的详细信息。

7.2.1 倾向得分匹配

匹配是指将受试者分为几类,以便每组中既有已处理的受试者,也有未处理的受试者,并且在被匹配变量方面相似。倾向评分匹配非常类似于区块随机化设计,其中每个亚组中的处理分配是随机的。通常在以下方面,倾向得分匹配有以下优势:①它使用非参数方法来平衡已处理组和未处理组之间的协变量分布,因此更为稳健;②类似于随机

化设计,很容易被民众理解;③在匹配所依赖的结果变量不进入匹配过程的意义上来说,这样的因果关系的推断是很客观的;④基于匹配的敏感性分析发展较好,可以评估隐藏偏倚的影响。

理想情况下,我们希望在每个协变量上完全匹配,以消除观察到的混杂。但这在实践中,尤其是当存在大量协变量时,通常是不可能的。因为倾向得分匹配是一个标量,它被认为是一种降维工具,匹配可以消除所有在可忽略性假设中涉及的与处理分组相关的偏倚(Rosenbaum 和 Rubin,1983a)。为了成功地实现匹配,推断因果关系,我们需要仔细考虑研究设计和算法,匹配后评估协变量平衡,选择与匹配结构兼容的推理过程,并进行敏感性分析。我们将在本小节中对这些内容简要介绍(敏感性分析除外,下一节将对此进行介绍)。有关匹配的详细说明,读者可以参考 Stuart(2010)的相关介绍。

(1)匹配设计

在确定统计推断过程中,将受试者按照匹配结果分到结构合理的匹配集中,是至关重要的。为了进行比较,每组都必须包含来自治疗组和对照组的受试者。匹配设计是指从匹配过程中生成的结构。共有 3 种设计类型:二分图匹配(bipartite matching)、非二分图匹配(non-bipartite matching)和多匹配(poly-matching)(图 7.1)。二分图匹配是最常见的方法,当有两个明确定义的干预分组(即处理组与对照组),并且总是在两个组之间进行匹配时使用。如果一个接受治疗的受试者与一个对照受试者匹配,这称为配对。如果一个治疗对象与固定数量的 k(k>1)个对照对象匹配(通常用于提高估计效率),则称为 1-k 匹配。1-k 匹配的变体称为变量匹配,是指其中一个受治疗者可以与多个对照对象匹配,但是为达到更好的匹配质量该比率并未预先设定。为了进一步提高匹配质量,可以考虑采用完全匹配的设计,该设计允许一个接受治疗的对象与多个对照对象匹配,或者相反的,将多个受治疗个体与一个对照组中的个体匹配(Rosenbaum,1991)。

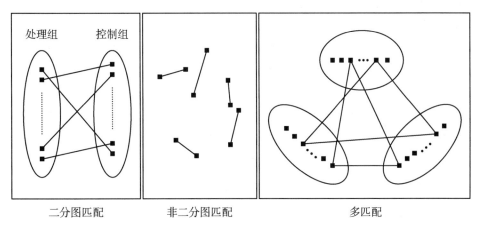

图 7.1　3 种匹配设计

当存在多个暴露组或没有明确定义的两个组,则在适当的情况下,非二分图匹配可对任何两个组配对。它可以创建具有多水平剂量组的配对,从而使该配对内的剂量差异最大,以探索治疗效果。它也可以用于纵向数据匹配,用于找到不同时间点上的最佳匹配。有兴趣的读者可以进一步参考详细信息 Lu 等(2011)的文章。

多匹配是一项新的研究设计,当存在两个以上暴露组的情况下,它可以为每个组中的对象创建匹配集。因为这种方法很好地体现了区块随机化设计,它为在多个治疗组之间进行统计推断提供了一个简单明了的结构。可以在(Nattino 等,2019)中找到与三个曝光组匹配的示例,例如三向匹配(triplet matching)。

(2)匹配算法

作为一种计算过程,匹配需要特殊的算法。最简单的方法是通过最近邻算法,随机对组进行排序,然后通过找到距离最近的组来创建配对。这种算法易于实现,但是它的"贪婪性"(尽可能多地进行匹配)可能会产生总距离很大的匹配集,这可能会影响总体匹配质量。为了整体上缩短匹配距离,我们可以考虑采用最优匹配算法,将所有可能配对的总距离最小化。在给定的软件包中,最优算法可用于二分图匹配和非二分图匹配。但是最优算法无法用于多匹配设计,因为多匹配超越了成对匹配结构。Nattino 等(2020)为 3 向匹配提出了一种条件三向匹配算法,该算法得到的总距离不超过最优结果的两倍。这种思路可以扩展到 3 个以上的小组。

(3)匹配后的平衡性检验

匹配与传统协变量回归校正的重要区别在于,我们需要在匹配后检查协变量在各处理组和对照组分布是否平衡。回归校正依赖于含参数的函数来调整协变量不平衡,如果函数形式设定不正确,则可能会引入偏倚。匹配则通过将相似的对象匹配在一起来实现非参数的平衡。良好的匹配可减少可观察到的协变量引入的偏倚。Rubin(2001)提出一个良好的回归校正应满足的 3 个分布条件,这些条件可指导匹配后的平衡性检验。从实践来看,我们通常在匹配前后通过标准化差值来检验协变量的平均差异,并通过每个协变量标准差比值的对数检查方差差异。

(4)匹配后推断

关于如何执行匹配后推断有两种不同的观点。尽管两者都将匹配视为重新创建类似随机化场景的一种手段,但它们在如何使用随机化分布以及在分析中是否应考虑匹配结构方面有所不同。

传统的统计观点试图利用治疗分配的随机性优势。良好的匹配被认为是来自区块随机化设计。在每一对中,两个受试者接受治疗的可能性相同,并且只有其中一个人得到治疗。假设有 n 对匹配,Ω 表示为包含所有可能的分配到治疗的值的集合,那么,对于任何可能的分配 t 有

$$Pr(T=t \mid matching) = \frac{1}{|\Omega|} = \frac{1}{2^n}, \ for \ all \in \Omega$$

这构成了可忽略性假设下的随机分布。对于任何检验统计量 $S = s(T, Y)$,我们都可以检验因果效应原假设,而无需其他分布假设。常见的因果效应原假设是 Fisher 的

清晰原假设(sharp null hypothesis),$H_0:Y^1=Y^0$。感兴趣的读者可以参考 Rosenbaum (2002)有更多关于因果原假设的讨论。这种基于随机化的推断的主要优势是对于可能存在错误设定的结果模型的稳健性。但这可能是以牺牲统计效率为代价的,或者没有充分利用协变量信息。如果一个模型设定是合理的,可以考虑用回归分析来表示这种不同组之间的配对结构,例如二元结果变量的条件 Logistic 回归(conditional Logistic regression,CLR)、生存数据的分层 Cox 比例风险模型等等。

一个更经验主义的观点是在分析中忽略匹配结构,把匹配视为非参数数据的预处理步骤,这会产生类似于完全随机设计的情况。这在具有大量协变量的复杂观察性研究中是较为明智的。当维度较高时,匹配可能只会在组的级别上平衡协变量,而不是在每对中。用倾向得分匹配只能保证消除沿倾向得分方向的偏倚,而不是针对每个单独的协变量。因此,考虑匹配结构的匹配后分析可能不是那么有效。对于这种方法的主要质疑就是其具有一定的特殊性,缺乏理论依据支持。

7.2.2 倾向得分加权

加权是倾向得分调整的另一种流行方式。这种方法最初的灵感来自抽样调查文献,类似于 Hortivz-Thompson 估计量,我们可以将倾向得分的倒数视为选择治疗对象的抽样权重。目前已经证明,使用倾向得分加权可以无偏地估计总体平均处理效果(PATE)

$$\text{PATE}=E(Y^1)-E(Y^0)=E\left[\frac{Y1_{T=1}}{e(X)}\right]-E\left[\frac{Y1_{T=0}}{1-e(X)}\right]$$

对于接受治疗的受试者,权重是倾向得分的倒数,而对于对照受试者,权重是(1-倾向得分)的倒数。权重的使用是为了创建一个模拟人群,其中所有协变量都在总体水平上保持平衡。那时,因果效应估计中的混杂就不再是问题。

从实践的角度来看,倾向得分是未知的,研究人员必须对其进行估计。无论使用参数方法还是非参数方法,总有可能无法正确估计倾向得分。这对于匹配来说不是一个大问题,因为估计的倾向得分本身不会计入因果估计过程中。只要匹配后在各组间获得理想的平衡,就研究设计的目的而言就可以了,但加权的情况就不同了,因为估算倾向得分是因果评估计的一部分。错误设定的倾向得分模型将引入重大偏倚。为了克服这个问题,研究人员开发了一种所谓的"双重稳健(doubly robust)"估计设计,该设计综合了倾向得分和回归模型以提高性能。引入了关于结果的回归模型,以防止指定倾向评分模型潜在的错误。这种模型被称为与传统回归模型不同的结构模型,它是模拟潜在的结果而不是实际观察到的结果。

一种常见的结构模型类型是边际结构模型,它关注边际因果效应(Robins 等,2000)。双重稳健估计策略的优势在于,它有两次机会可以对因果效应进行一致的估计:当错误地指定了结果模型但正确指定了倾向得分模型时;或当错误地指定了倾向得分模型,但是正确指定了结果模型。当两个模型都正确时,它会产生一个有效的因果效应估计量(Tan,2007)。

7.2.3　倾向得分分层

分层是指按照相同的倾向得分对受试者进行分组的过程,该过程遵循区块随机化的思想。如果每层中的倾向得分的值相当统一,首先我们可以进行层级因果效应估计,然后在所有层中合并结果,有效地消除混杂性偏倚。它比匹配或加权容易实施,因为它不需要特殊的算法或统计计算程序来处理权重。根据样本量,研究人员可以将数据分为5组或10组(如果样本量允许,甚至更多)。关键步骤是确保每个层级中都有足够的受治疗者和对照者,以保证对特定层级的因果效应进行有效估计。

这种方法的主要问题是,倾向得分分层通常不足以消除其自身的混杂。只是将主体分为几个层级,可能会导致每个层级内的混杂仍然保留。因此,强烈建议调整其他协变量。

总体而言,这3种研究设计都得到了广泛的应用。单纯匹配更加遵循随机化设计的原则,尤其适用于非模型的推断。加权可以更自然地与模型组合,也具有双重稳健性的特质。分层可以看作是简化的匹配设计或特殊的加权策略,它的主要优点是简单,适用于统计背景有限的人。

7.3　隐性偏倚的敏感性分析

倾向评分校正的关键假设是可忽略的分组假设。但是,在观察性研究中,通常会担心一些重要的基线协变量没有被测量,仅对观察到的协变量进行校正还不足以消除所有存在的偏倚。因此,敏感性分析就用来解决这个问题:未经测量的协变量将如何改变研究的结论。

Cornfield 等(1959)进行了首次敏感性分析,研究吸烟对肺癌发病率的潜在影响。作为烟草业和其他质疑将吸烟作为肺癌的致病因素的论点的一部分,他们声称吸烟者与非吸烟者之间存在其他一些未观察到的差异,例如源于遗传的某种因素。Cornfield 等(1959)发现,要完全排除吸烟是肺癌的起因,这种未被观察到的干扰因素需要在吸烟者中比在不吸烟者中多9倍。它还需要与肺癌状况具有近乎完美的关联,临床专家认为这是不可能的。

在观测数据中有多种敏感性分析方法(Lin 等,1998;Robins 等,1999;Imbens,2003;Ding 和 VanderWeele,2016)。在本章中,我们重点介绍 Cornfield 的方法,该方法后来由 Rosenbaum 和 Rubin 正式确立。该敏感性分析是基于具有随机化推断框架的匹配设计而开发的,不需要额外的建模假设。但是在 RWE 研究中,对于经常遇到的大数据集,可能需要大量的计算。最近,Nattino 和 Lu 通过引入一个简单的结果模型扩展了这种敏感性分析。它大大简化了计算,并为与非显著因果效应相关的敏感性参数阈值提供了解析解。更重要的是,在一个大样本中,它产生的结果与常规的敏感性分析相同。

7.3.1　敏感性分析的设置

为了解决隐藏的偏倚,引入二元指标 U 表示未测量的混杂因素。通过 U,还原了可忽略的处理分组假设

$$(Y^1, Y^0) \perp T \mid X, U$$

为了合并 U 对处理分配的影响,考虑使用 Logistic 回归模型

$$logit\big[Pr(T_i = 1 \mid X_i, U_i)\big] = \kappa(X_i) + \gamma U_i$$

在不失去一般性的前提下,假定 X 和 U 独立。$\kappa(X_i)$ 是令人讨厌的部分,代表观察到的协变量造成的影响,并且可以通过匹配进行平衡;$\Gamma = e^{\gamma} \geqslant 1$ 被称为敏感性参数。当 $\Gamma = 1$ 时,这是常规的倾向评分模型,并且没有不可测量的混杂。当 $\Gamma > 1$ 时,存在隐藏的偏倚。即使在 X 上进行较好的配对,如果其 U 值不同,则治疗分配概率仍可能不同。从技术上讲,在比值比标度上反映接受治疗与 U 之间的关联。

例如,如果 $\Gamma = 2$,则配对中的两个对象在观察到的协变量 X 方面看起来相似,但接受治疗的概率可能相差多达 2 倍。然后,其中一个可能由于无法衡量的因素,接受治疗的可能性是其两倍(在比值比标准中)。如果该因素也与结果相关,则在考虑 U 的情况下,仅对观察到的协变量进行校正后"计算"得到的治疗效果可能会降低。

敏感性分析试图回答:根据观察到的数据定性地改变结论,Γ 必须有多大? 也就是说,研究的定性结论将从显著改变为不显著。如果对于一个仅略 >1 的 Γ,结论改变了,则研究对隐藏偏倚高度敏感;如果结论仅对于一个相当大的 Γ 值而改变,则研究对隐藏偏倚是稳健的或不敏感的。

7.3.2 基于随机化推断的敏感性分析

基于匹配设计,Rosenbaum(2002)详细介绍了敏感性分析的理论发展。首先,假设我们使用倾向得分来匹配处理组和对照组的对象。对于匹配良好的配对,我们可能会对连续性结果进行 Wilcoxon 符号秩检验,对二分类结果进行 McNemar 检验,或对生存结局进行配对 Prentice-Wilcoxon(paired Prentice-Wilcoxon,PPW)检验(Lu 等,2018)。所有这些检验都属于一般类别的统计检验,称为符号得分统计。在 Fisher 的清晰原假设下,两个潜在结果都是已知的,唯一的随机事件是治疗分配。因此,符号得分统计可以记为一系列独立的伯努利随机变量的总和。当存在隐藏偏倚时,每个伯努利变量的概率分布取决于未知的 U。但是,有限程度上的未知性是可以通过 Γ 来测量的。对于推断因果效应的检验统计量,Rosenbaum(2002)得出了边界分布是 Γ 的函数。然后,对于每个固定 $\Gamma \geqslant 1$,敏感性分析将计算检验 P 值的范围。对于 $\Gamma = 1$,由于 U 没有加入方程式中,所以一个随机性研究只有一个 P 值。对于 $\Gamma > 1$,可以计算 P 值的范围或 P 值的上限和下限,以说明 U 的潜在影响。随着 Γ 的增加,反映出有关 U 的影响的更多不确定性,P 值的范围变宽,最终变得太宽并且出于推断目的而超过了某个阈值,例如,$P > 0.05$。超过阈值临界点的 Γ,被称为对隐藏偏倚的敏感性的量度。

敏感性分析还有其他演变。原始敏感性分析最初将重点放在 U 对治疗分配的影响。双重敏感性分析着眼于 U 对结果的影响。若是评估了 U 对治疗分配和结果的影响,则称为同步敏感性分析(simultaneous sensitivity analysis)。

因为混杂因素是一个影响治疗分组和结果的变量,所以同步敏感性分析提供了一个

完整的说明,即大小不同的隐藏偏倚是如何定性地改变结论的。对于二分结果,使用 Logistic 回归模型计算 U 的潜在影响

$$logit[Pr(Y_i = 1 \mid X_i, U_i)] = \xi(X_i) + \delta U_i$$

其中 $\Delta = e^{\delta}$ 是第 2 个敏感性参数,表示 U 对结果的影响。

实际上,原始敏感性分析是同步敏感性分析中较为保守的特例,因为它反映了 U 对结果的影响非常大时的情况。

当样本量较小时,用于随机推断的 P 值不太难计算。对于大样本量,为了方便计算,Rosenbaum 建议使用正态近似来计算检验统计量以简化计算。常规敏感性分析的实施可能很烦琐,尤其是同步敏感性分析,因为对 Γ 和 Δ 临界值没有解析解。

7.3.3 模型辅助的敏感性分析

模型辅助的敏感性分析旨在简化计算并提供更容易解释的概念。这种敏感性分析也基于匹配设计。匹配后,可以使用 CLR 模型检验二分结果的因果关系,而不必进行随机化检验

$$logit[Pr(Y_{si} = 1 \mid T_{si})] = \alpha_s + \beta T_{si}$$

其中以 s 表示匹配集,并且我们假设所有匹配的集合均具有恒定的治疗效果 β。

基于该模型,因果效应原假设为 $H_0: \beta = 0$。比常规敏感性分析中使用 Fisher 清晰原假设稍弱。在原假设下,治疗组和未治疗组需要同质且统一的效用比值比,而不是相同的潜在结果。

模型辅助敏感性分析的一个关键点是,要使因果检验的 P 值达到上限,未测量的混杂因子 U 必须与 Y 完美相关(如,$U = Y$)。换句话说,在无治疗效果的原假设下,如果我们确定隐藏因素与治疗之间的关联,隐藏因素对因果效应最大影响是在最坏的情况下达到的,即未观察到的因素完美地预测结果。如果治疗无效,潜伏因素最多只能产生大小为 Γ 的虚假因果效应。如果我们观察到的关联超过 Γ,则至少其中一部分是来自真正的治疗效果。

Nattino 和 Lu 表明,CLR 中的分数检验近似于常规敏感性分析中使用的 McNemar 检验。因此,在大样本中,两种敏感性分析得出的结果相同。将治疗效果的条件比值比表示为 $OR_C(Z, Y)$,他们还建立了常规敏感性分析中 P 值的上限与有关该条件的单边检验的 P 值之间的联系,即 $H_0: OR_C(Z, Y) = \Gamma$ 相对于备择假设 $H_a: OR_C(Z, Y) > \Gamma$。用 Ω^+ 表示一组敏感性参数的集合,它们对应的 P 值上限超过检验的显著性水平 α。然后该集合可以描述为参数 Γ 的集合,使得上述检验的 P 值不显著,这仅是 $OR_C(Z, Y)$ 的单边 $(1-\alpha)100\%$ CI。

模型辅助的敏感性分析更准确地说明了要混淆最终观察到的结果,未测量到的混淆因素有大。Cornfield 等(1959)声称,如果观察到吸烟者相对未吸烟者有九倍的风险差异,那么未观察到的特征在吸烟者中需要比非吸烟者多出九倍左右。如果这用比值比表示,未测量的特征需要处于,$OR_c(Z, Y)$ 的单边置信区间的下限,且该比值需要小于 9,

才会抵消观察到的效应。

在匹配设置中,敏感性分析中使用的 CLR 模型仅用于测试目的。因为没有协变量进入模型,所以 CLR 模型没有在结果和协变量之间建立任何结构关系。因此,它被称为辅助模型而不是基准模型。一个技术上的限制是,它获得的是一种条件比值比,即在其他影响因素在组间都一致时,获得的比值比,并且这种技术目前仅限于因变量为分类变量,需要做更多的工作来将这个想法扩展到因变量为连续结果的领域(Nettino 和 Lu 2018)。下一节将使用有关创伤治疗评估的真实数据集,来阐述这两种敏感性分析实际应用。

7.4　案例研究:倾向评分匹配设计和敏感性分析用于创伤治疗评估

死于车祸、摔倒或凶杀等外伤的美国人数量要多于死于其他原因,这使受伤成为 1～44 岁年龄段的主要死亡原因。创伤中心为遭受外伤的患者提供专业的医疗服务资源。根据资料和专业知识,美国的医院可分为创伤中心(trauma center,TC)和非创伤中心(non-trauma center,NTC)。根据患者各种具体情况(包括损伤的严重程度、地域限制或其他患者特征),送入 TC 或 NTC。这个过程不能随机化,因此该评估成为 RWE 研究。

我们选取 2006—2010 年国家急救数据样本(national emergency data sample,NEDS)(医疗研究与质量机构,2016),针对关键结局(急诊死亡率)评估了两个级别的创伤治疗表现。我们考虑了 18～64 岁的创伤患者,其特征是严重的创伤,即创伤严重度评分(injury severity score,ISS)≥25。有关数据的详细说明可自行查找(Shi 等,2016)。

研究的暴露是进入 NTC(相对于 TC),二分类结局是急诊死亡率。研究问题是"与在 TC 接受治疗相比,在 NTC 接受治疗的患者的治疗结果会有所不同吗?"这个问题的答案对区域创伤治疗计划具有重要意义。TC 应该为创伤患者提供最好的治疗,有积极的研究议程并在教育方面发挥领导作用,但是它们也渴望获得资源和收益,这使得它们很少建立在农村地区。匹配设计正适合评估此类因果效应,对于被暴露者的处理效应。研究的原始样本包括 21 855 例患者,其中 5 314 例(24.3%)和 16 541 例(75.7%)的患者分别接受了 NTC 和 TC 治疗。为了说明研究目的,我们使用了 2008 年入院的 NTC 患者(1085),以确保有足够的可用对照组来进行匹配设计。

7.4.1　倾向得分匹配

继 Shi 等的研究(2016)以后,我们在倾向评分模型中使用了相同的协变量集,包括年龄、ISS、慢性病、家庭收入中位数、保险支付者、患者所在地、多重伤害和性别。我们使用了 Logistic 回归和 NTC 指标对结果进行了拟合。根据估计的倾向评分,使用最优匹配算法,将每位 NTC 的患者与 TC 的患者进行无替代匹配。结果中有 1 085 个匹配对,每对均有 1 位 NTC 患者和 1 位 TC 患者。

7.4.2　平衡检查

倾向得分调整的主要目标是重新创建类似于随机化的方案,使其中处理组和对照

真实世界证据用于药品研发和评估
114

组之间所有协变量均处于平衡状态。由于协变量与治疗指标不相关,因此这种平衡有效地消除了混杂。因此,匹配过程中的关键步骤是检查匹配后的协变量在各组之间的平衡。

为了检查总体平衡,我们绘制了匹配的 NTC 组和 TC 组中倾向得分的分布,在图 7.2 中它们看起来相同。

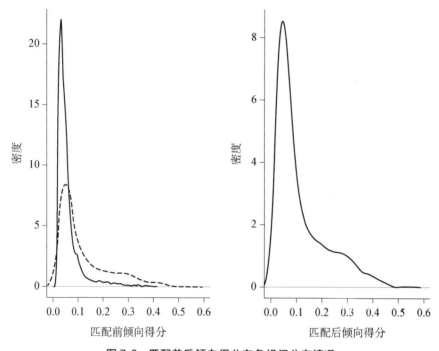

图 7.2 匹配前后倾向得分在各组间分布情况

对于单个协变量的平衡,通常使用两个数值来评估。第 1 个是针对均值平衡的绝对标准差(absolute standardized difference,ASD)。对于每个连续的协变量,我们计算了 NTC 组和 TC 组之间的绝对均值差,并通过匹配前均值的标准差进行标化(二分类结果遵循相似的公式)。第 2 个数值是针对 NTC 组和 TC 组之间的方差平衡的标准差比率的对数。表 7.1 报告了匹配前后每个协变量的这两种数值,以显示匹配后,协变量分布平衡性的提高。根据经验,$ASD \leqslant 10\%$ 表示平衡良好。

实际上,Love 图是一种常用的用于显示协变量平衡的图形工具。图 7.3 描绘了匹配前后每个变量的绝对标化均值差。对于所有协变量,ASD 均低于 10%,这种匹配被认为是非常均衡的。特别是,慢性病和多种损伤指标在匹配之前存在较大差异,但在匹配之后平衡得到了显著改善。

7.4.3 可忽略性分组假设下的推断

如表 7.1 所示,配对所有协变量都实现了较好的平衡,因此,我们可以假设在不存在未测量混杂的前提下,分析结果以检验因果关系。

表 7.1　匹配前后的协变量平衡

变量	标化差异		标准差比率的对数	
	未匹配	1∶1匹配	未匹配	1∶1匹配
年龄	8.13	2.93	−0.0121	−0.0105
创伤严重度评分	4.07	8.40	−0.3345	−0.2298
慢性病	37.72	5.23	−0.0981	−0.0046
按患者邮编划分的家庭收入中位数				
Q1(0～25%)	12.68	0.00	0.0530	0.0000
Q2(25%～50%)	4.25	3.27	−0.0203	0.0139
Q3(50%～75%)	4.90	0.67	−0.0336	−0.0043
Q4(75%～100%)	3.17	0.00	−0.0315	0.0000
预期主要付款人				
医疗保险	5.14	5.94	−0.1069	−0.1261
医疗补助	12.60	3.19	0.1312	−0.0426
私人保险	7.56	5.54	0.0043	−0.0069
自费	12.06	7.27	−0.0868	0.0399
免费	3.44	6.56	−0.1323	0.1815
其他	5.98	3.34	−0.0785	0.0378
患者所在地				
大型中心城区	14.85	1.87	0.1150	−0.0183
大城市边缘地区	11.19	3.89	0.0825	−0.0356
中型城区	1.55	5.94	−0.0101	0.0348
小型城区	12.42	4.32	−0.1681	0.0445
小城市地区	8.21	0.00	−0.0817	0.0000
既不是大型城区也不是小城市	9.40	4.44	−0.1187	−0.0515
多重伤害	62.72	0.48	−0.5271	−0.0015
性别(女性)	1.02	2.55	0.0059	0.0144

　　对于二元结果和配对设计,McNemar 检验是检验 NTC 组和 TC 组间差异的自然选择。表 7.2 总结了不同 TC 状态的结果,通过 McNemar 检验得出的 P 值<0.001。这是一种简单明了的方法来进行因果效应测试,因为它仅依赖于匹配设计来平衡所有协变

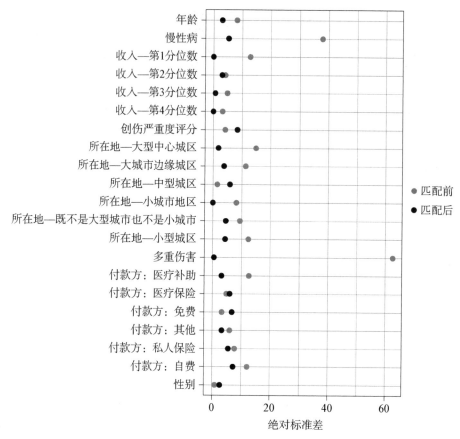

图 7.3　绝对标化差异的 Love 图

量,而无需建模。正如 Rosenbaum 所指出的,McNemar 检验属于一般的符号得分统计,是基于治疗分配随机分布的非参数统计量的一种。

表 7.2　匹配分组后各组患者急诊室死亡人数的分布

创伤中心	非创伤中心	
	死亡	存活
死亡	25	70
存活	132	858

由于此处的样本量很大,我们使用大样本版本的 McNemar 检验,其检验统计值为 4.36。当不存在未测量混杂因素的情况下,有充分的证据表明在 NTC 接受治疗和在 TC 接受治疗的患者死亡率有差异。

7.4.4　同步敏感性分析

当存在未测量混杂因素的情况下(大型观察性研究很可能是这种情况),在上一节中进行的因果效应检验可能是无效的。我们需要考虑潜在的未测量的混杂因素带来的影响,来看因果效应检验结果是否仍然显著。

为了全面评估未测量混杂因素的影响,我们采用了同步敏感性分析。假设存在一个未观察到的混杂因素 U,它与进入 NTC 治疗的关联程度高达 $\Gamma \geqslant 1$(比值比标度),并且与死亡相关,并且程度高达 $\Delta \geqslant 1$(比值比标度)。然后 $\Gamma = 1$ 和 $\Delta = 1$ 表示没有隐藏偏倚。当 $\Gamma > 1$ 和 $\Delta > 1$ 同时出现时,这个无法观察的混杂因素将解释 NTC 入院与死亡率之间的一些联系。然后,调整后的检验 P 值应更大。

使用 Gastwirth 等研究中描述的常规同步敏感性分析。我们在表 7.3 中报告了针对 Γ 和 Δ 的不同组合的 McNemar 检验调整后的 P 值。Γ 和 Δ 的变化值反映了 U 的影响的不确定性。通常,敏感性参数越大,它们对因果关系检验的影响越大。因此,我们观察到 P 值的增加趋势。当 P 值超过 0.05 的阈值时,研究结论将发生质的变化,即影响作用从显著变为不显著。

表 7.3　同步敏感性分析中因果关系检验的 P 值上限

Γ	Δ				
	1.1	2	3	4	5
1.1	<0.001	<0.001	<0.001	<0.001	<0.001
2	<0.001	0.003	0.022	0.060	0.108
3	<0.001	0.022	0.202	0.459	0.655
4	<0.001	0.060	0.459	0.791	0.926
5	<0.001	0.108	0.655	0.926	0.985

具体来说,当未观察到的混杂因素与治疗有小的正相关时($\Gamma = 1.1$),即使这种混杂因素与治疗结果有很大的关联($\Delta = 5$),NTC 和 TC 之间的死亡率差异也非常显著。当与治疗的关联增加到 $\Gamma = 2$,即配对中患者由于某种因素在 NTC 治疗的概率可能相差高达 2 倍,这样的分配不平衡不足以消除潜在的因果关系,除非未被观察到的混杂因素与结果有很大的关联($\Delta = 4$ 或 5)。

如果 U 与治疗分配和结果(死亡率)之间的相关性一般,即 $\Gamma = 2$ 和 $\Delta = 2$,则仍然有确凿的因果关系证据($P = 0.003$)。但是,当相关性变大时,即 $\Gamma = 3$ 和 $\Delta = 2$ 时,真正的因果效应的证据就不那么强了,因为 P 值增加到了 0.202。敏感性分析计算因果效应检验的 P 值上限,这个结果有些保守是因为它代表了最坏的情况。在不知道是否存在无法衡量的因素的情况下,不要急于做出决定,应当采取更多科学措施阐明因果关系。

在传统的敏感性分析中,P 值的计算很烦琐,因为必须对每种敏感性参数的组合重新进行随机化测试,并找到 P 值超过阈值时的临界点。模型辅助方法通过对导致非显著的因果关系的敏感性参数提供解析解,从而大大简化了计算。图 7.4 绘制了敏感性参数的边界曲线,其中曲线右上区域对应于非显著结局的检验,曲线左下区域对应于显著结局的检验。例如,点 (2,2) 在曲线下方,对于 $\Gamma = 2$ 和 $\Delta = 2$ 而言,有明确的因果关系证据。点 (3,3) 在曲线上方,这意味着当 $\Gamma = 3$ 和 $\Delta = 3$,没有足够的因果效应证据。曲线的渐近线(虚线)表示当任一敏感性参数变为无穷大时的情况。垂直渐近线为 $\Gamma=1.48$,这意味着,如果 U 和 NTC 准入之间的关联 <1.48(以比值比标度衡量),则始终有足够的证据证明真正的因果关系,无论 U 与死亡之间的关系如何。

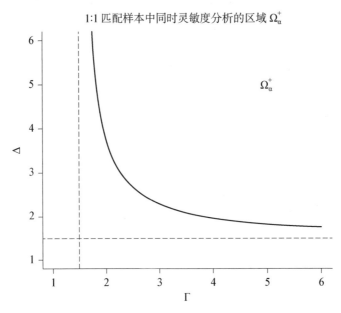

图 7.4　同步敏感性分析的等高线图

总体而言,在通过配对观察到的混杂因素进行调整之后,NEDS 数据库为 NTC 和 TC 之间的死亡率差异提供了有力的证据。在 TC 接受治疗时,创伤患者的状况会更好。敏感性分析表明,该发现对隐藏偏倚具有中等程度的稳健性。对于敏感性参数的小到中值,因果效应检验保持显著,而对于中到大值则不再显著。Nattino 和 Lu(2018)提出了对配对设计和 1∶3 匹配设计的更详细分析,其中 R 代码可在线支持信息使用(请参阅 https://onlinelibrary. wiley. com/doi/abs/10. 1111/biom. 12919)。

在 RWD 分析中,研究人员无法控制治疗分组机制。因果效应估计可能会受到两个来源的偏倚的影响。可以通过适当校正观察到的协变量来处理观察到的偏倚。由于缺少未观察到的协变量信息,因此隐藏偏倚的存在是一个很大的挑战。如果不对未测量混杂因素进行适当的处理,那么 RWD 就不能为因果关系提供强有力论据。敏感性分析提供了一个基于观察到的数据概念框架和一种实用工具,用于评估在考虑了隐性偏倚后,得出的结论发生变化的可能性。它使 RWE 更强大且更稳健。

致谢

本章工作得到了美国卫生与公共服务部医疗保健研究与质量局基金(1R01 HS024263 - 01)的部分支持。感谢 Giovanni Nattino, Shi Junxin 和 Henry Xiang 的数据集准备工作,实证结果的介绍以及对有关创伤治疗研究的深入讨论。

参考文献

1. *21ˢᵗ Century Cures Act* 2016. https://www. congress. gov/114/plaws/publ255/PLAW-114publ255. pdfAgency for Healthcare Research and Quality. 2016. Overview of the nationwide emergency department sample (NEDS). https://www. hcup-us. ahrq. gov/nedsoverview. jsp

2. Austin, P. C. 2014. The use of propensity score methods with survival or time-to-event outcomes: reporting measures of effect similar to those used in randomized experiments. *Statistics in Medicine*, 33(7), 1242 – 1258.

3. Bang, H., and Robins, J. M. 2005. Doubly robust estimation in missing data and causal inference models. *Biometrics*, 61, 962 – 972.

4. Belson, N. A. 2018. FDA's Historical Use of "Real-world Evidence." Food and Drug Law Institute. https://www. fdli. org/2018/08/update-fdas-historical-use-of-real-world-evidence/Centers for Disease Control and Prevention. 2006. History of the Surgeon General's Reports on Smoking and Health. https://www. cdc. gov/tobacco/data_statistics/sgr/history/index. htm

5. Cornfield, J., Haenszel, W., Hammond, E. C., Lilienfeld, A. M., Shimkin, M. B., and Wynder, E. L. 1959. Smoking and lung cancer: recent evidence and a discussion of some questions. *Journal of the National Cancer Institute*, 22, 173 – 203.

6. Ding, P. and VanderWeele, T. J. 2016. Sensitivity analysis without assumptions. *Epidemiology*. 27, 368 – 377.

7. Gastwirth, J. L., Krieger, A. M., and Rosenbaum, P. R. 1998. Dual and simultaneous sensitivity analysis for matched pairs. *Biometrika*, 85, 907 – 920.

8. Hansen, B. B. and Klopfer, S. O. 2006. Optimal full matching and related designs via network flows. *Journal of Computational and Graphical Statistics*, 15, 609 – 627.

9. Ho, D. E., Imai, K., King, G. and Stuart, E. A. 2007. Matching as nonparametric preprocessing for reducing model dependence in parametric causal inference. *Political Analysis*, 15, 199 – 236.

10. Imbens, G. W. 2003. Sensitivity to exogeneity assumptions in program evaluation. *The American Economic Review*, 93, 126 – 132.

11. Imbens, G. W. and Rubin, D. B. 2015. Causal inference: for statistics, *Social, and Biomedical Sciences, and introduction*. New York: Cambridge University Press.

12. Lin, D. Y., Psaty, B. M., and Kronmal, R. A. 1998. Assessing the sensitivity of regression results to unmeasured confounders in observational studies. *Biometrics*, 54, 948 – 963.

13. Lu B., Cai D., and Tong X. 2018. Testing causal effects in observational survival data using propensity score matching design. *Statistics in Medicine*, 37(11), 1846 – 1858.

14. Lu, B., Greevy, R., Xu, X., and Beck, C. 2011. Optimal nonbipartite matching and its statistical applications. *The American Statistician*, 65(1), 21 – 30.

15. Nattino G. and Lu B. 2018. Model assisted sensitivity analyses for hidden bias with binary outcomes." *Biometrics*, 74(4), 1141 – 1149.

16. Nattino, G., Lu, B., Shi, J., Lemeshow, S., and Xiang, H. 2020. Triplet Matching for Estimating Causal Effects with Three Treatment Arms: A Comparative Study of Mortality by Trauma Center Level, *the Journal of American Statistical Association*, published online April

2020, https://doi.org/10.1080/01621459.2020.1737078.

17. Neyman, J. 1990. On the Application of Probability Theory to Agricultural Experiments. Essay on Principles. Section 9 [Translated]. Statistical Science, 5(4), 465 – 472.

18. Robins, J. M., Hernan, M. A., and Brumback, B. 2000. Marginal structural models and causal inference in epidemiology. *Epidemiology*, 11, 550 – 560.

19. Robins, J. M., Rotnitzkey, A., and Scharfstein, D. 1999. Sensitivity analysis for selection bias and unmeasured confounding in missing data and causal inference models. In: E. Halloran and D. Berry, eds. *Statistical Models in Epidemiology*. New York: Springer, pp. 1 – 94.

20. Rosenbaum, P. R. 1991. A characterization of optimal designs for observational studies. *Journal of the Royal Statistical Society, Series B*, 53, 597 – 610.

21. Rosenbaum, P. R. 2002. *Observational Studies*. New York: Springer.

22. Rosenbaum, P. R. 2005. Sensitivity analysis in observational studies. In: B. S. Everitt and D. C. Howell, eds. *Encyclopedia of Statistics in Behavioral Science*. Chichester, UK: John Wiley & Sons; vol 4, pp. 1809 – 1814.

23. Rosenbaum, P. R. 2010. *Design of Observational Studies*. New York: Springer. Rosenbaum, P. R. 2017. *Observation and Experiment: An Introduction to Causal Inference*. Cambridge, Massachusetts: Harvard University Press.

24. Rosenbaum, P. R. and Rubin, D. B. 1983a. The central role of the propensity score in observational studies for causal effects. *Biometrika*, 70, 41 – 55.

25. Rosenbaum P. R. and Rubin D. B. 1983b. Assessing sensitivity to an unobserved binary covariate in an observational study with binary outcome. *Journal of the Royal Statistical Society, Series B*, 45, 212 – 218.

26. Rubin, D. B. 1974. Estimating causal effects of treatments in randomized and nonrandomized studies. *Journal of Educational Psychology*, 66(5), 688 – 701.

27. Rubin, D. B. 2001. Using propensity scores to help design observational studies: application to the tobacco litigation. *Health Services & Outcomes Research Methodology*, 2, 169 – 188.

28. Shadish, W. R., Cook, T. D., and Campbell, D. T. 2002. *Experimental and Quasi-Experimental Designs for Generalized Causal Inference*. Boston: Houghton-Mifflin.

29. Shi, J., Lu, B., Wheeler, K. K., and Xiang, H. 2016. Unmeasured confounding in observational studies with multiple treatment arms. *Epidemiology*, 27, 624 – 632.

30. Stuart, E. 2010. Matching methods for causal inference: a review and a look forward. *Statistical Science*, 25(1), 1 – 21.

31. Tan, Z. 2007. Comment: Understanding OR, PS and DR. *Statistical Science*, 22(4), 560 – 568.

8 人工智能和深度学习简介，以分析药物研发的电子病历为例

［美］李小毛　［美］唐　琦

章节缩略词表：

人工智能（artificial intelligence，AI）

卷积神经网络（convolutional neural network，CNN）

图形处理器（graphic processing unit，GPU）

结构预测关键评估（critical assessment of structure prediction，CASP）

曲线下面积（area under the curve，AUC）

递归神经网络（recurrent neural network，RNN）

长短期记忆（long short-term memory，LTSM）

词频-逆文档频率（term frequency-inverse document frequency，TF-IDF）

体重指数（body mass index，BMI）

血红蛋白（hemoglobin，Hb）

估计肾小球滤过率（estimated glomerular filtration rate，EGFR）

低密度脂蛋白（low-density lipoprotein，LDL）

高密度脂蛋白（high-density lipoprotein，HDL）

舒张压（diastolic blood pressure，DBP）

收缩压（systolic blood pressure，SBP）

随机缺失（missing at random，MAR）

普通最小二乘（ordinary least-squares，OLS）

深度神经网络（deep neural network，DNN）

加速失效时间（accelerated failure time，AFT）

个体治疗效果（individual treatment effect，ITE）

平均治疗效果（average treatment effect，ATE）

软件即服务（software as a service，SaaS）

基础设施即服务（infrastructure as a service，IaaS）

平台即服务(platform as a service，PaaS)

亚马逊网络服务(Amazon Web Services，AWS)

谷歌云平台(Google Cloud Platform，GCP)

8.1 人工智能简介和人工智能在药物研发中的突破概述

8.1.1 为什么要使用人工智能

人类历史上发生了三场工业革命：以蒸汽驱动的机械生产和铁路运输为特征的蒸汽革命；以电力驱动的大规模生产和装配线为代表的电气化革命；以及计算机和各种电子设备的发明引领的信息革命。这些技术促进了信息的收集、存储、交换和数据分析。这些工业革命，尤其是第三次工业革命为第四次工业革命，即以数字化和人工智能(artificial intelligence，AI)开始的数字革命铺平了道路。无论我们相信与否，我们目前正在进行第四次革命。数字化可以连接不同的物理设备，并收集和整合测量包括环境、我们的生活和工作在内的全世界各种类型的数据(例如，智能家居和自动化仓库；Rajkumar 等，2010)。从数字化收集的大数据中获得洞察力并使设备智能化，人工智能发挥了核心作用。将第四次工业革命与人类做个比喻，如果说数字化是人类的左脚，那么 AI 就是右脚。最近，AI 出现了蓬勃发展，其范例包括自动驾驶汽车、无收银员商店、可以电话预约的智能个人助理、可以自动导航复杂区域并自动完成任务的智能机器人以及无需人工干预即可诊断眼部疾病的机器。

8.1.2 什么是 AI 以及如何建立 AI 系统

AI 的概念首先由计算机科学家，也被称作"计算机之父"的阿兰·图灵(Alan Turing)提出，他将 AI 设想为像人一样思考的机器。AI 一词是由另一位计算机科学家，麻省理工学院的 John McCarthy 提出的，他在 1965 年将 AI 定义为"制造智能机器的科学和工程"。一位 TED 演讲者曾经提到，区分 AI 与其他类型算法的关键因素是"AI 可以自己编写计算机程序"。当然，他并不是说当前的 AI 像人类一样聪明，可以从头到尾编写这些程序。他的意思是，一个 AI 产品能够决定自己的规则，即如何根据输入来设计要素以实现目标。根据这一定义，科研将人工智能与传统的机器学习方法(例如决策树方法、专家系统以及几乎所有统计方法)区分开来，在传统的机器学习方法中，人类的双手编码了如何从输入中提取特征的规则。这种独特的功能使 AI 比传统的机器学习方法更强大，并且使 AI 的解释具有挑战性。

AI 的繁荣始于 2010 年左右，当时一个名为 ImageNet 的巨大的真实图像数据集被用来评估计算机视觉算法的性能，该数据集有超过 1 000 类图像和超过 1 400 万张由人类注释的图像。借助 ImageNet，不同的团队可以在多个视觉识别任务上竞争以达到更高的准确性。2015 年，最佳算法的性能超过了人类在图像分类中的平均性能。解决计算机视觉问题可以使机器看到并解释世界，从而促进了自动驾驶汽车技术、自动仓库、无收银员商店和智能设备的繁荣。计算机视觉革命的影响超出了该领域。从计算机视觉的成功中，人们学到了两件事：首先是大数据的重要性，不仅在数据大小方面重要，而且在数据类型方面也很重要；其次是神经网络算法是分析大数据的核心。基于这些知识在多方面取得了类似的突破，包括语言翻译、自然语音文本转语音、自然语言处理、使用医学图像进行疾病诊断以及围棋、魔兽争霸 Dota 2 和星际争霸等策略游戏。

　　构建 AI 系统需要三个关键组件：数据、算法和计算能力。与其他模型类似，AI 模型可能会受到 GIGO 的影响：错进错出。AI 系统的训练基于输入的数据，做出的预测和决策基于学习的数据。如果数据存在偏倚，则基于该数据的 AI 系统可能会存在偏倚。AI 算法向男性偏倚的一个例子是当要求预测某人担任 CEO 时，如果是根据一系列 CEO 的真实照片进行训练的，那么就会发生这种偏倚，因为大多数 CEO 是男性。另一个例子是，如果给到算法中的数据很少有大规模枪击的例子，那么由 AI 驱动的监控摄像可能无法识别暴力枪击。除了数据，用于构建 AI 的另一个重要组件是算法。前述 AI 成功背后的算法是深度学习和强化学习。深度学习是神经网络方法的更名，该方法于 1980 年代开发，自 2012 年以来一直是 AI 的一种非常流行的方法（LeCun 等，2015）。在 2012 年计算机视觉领域的 ImageNet 竞赛中，最佳团队使用的算法是卷积神经网络（convolutional neural network，CNN）方法，比第二名好 40% 以上。计算机视觉领域和技术行业的其他领域开始关注此方法。从那时起，几乎所有参加 ImageNet 竞赛的团队都使用 CNN 方法；错误率持续下降，甚至比上次 ImageNet 竞赛中的错误率为 2.25% 的平均人类水平还要好（Hu 等，2018）。深度学习方法在 AI 中的成功可以用神经科学来部分解释，因为该体系结构模仿了神经元之间的相互作用以及人脑的工作方式。同样，数学上存在一个普遍的近似定理，证明了神经网络可以很好地近似任何有界连续关系（Csáji，2001）。除了数据和算法，人工智能的最后一个组成部分是计算能力。许多成功的深度学习算法都有数百万至数十亿个参数，这些参数是根据具有数百万个主题的数据集估算的。为了在合理的时间内完成优化过程并获得参数的最佳估计，中央处理器（central processing unit，CPU）本身还不够，需要图形处理器（graphic processing unit，GPU）和专为神经网络优化设计的其他类型芯片，将计算机时间从几个月缩短到几天。GPU 用于快速计算，可增强计算机游戏的视觉效果。事实证明，深度学习的优化任务与计算机图形学的优化任务非常相似，因为它们都涉及大型矩阵的加法和乘法，可以通过每个 GPU 中的数百个核心的并行计算来处理。

8.1.3　AI 在药物研发中的应用

　　AI 在计算机视觉和策略游戏中获得成功之后，AI 研究人员和领域专家开始就 AI 在药物研发中的应用进行合作。首先确定的领域是药物发现，其中大数据（例如细胞图像、细胞系数据和组学数据）的数量不断增加，挑战着传统的分析方法（Chen 等，2018）。自从计算机视觉领域首次实现 AI 突破以来，细胞图像是多种模式的数据中第一个使用 AI 方法进行分析的。深度学习方法已被用于基于单个高通量成像测定法预测化合物的生物学特性，从而降低药物研发的成本。深度学习方法也已用于药物再利用的图像嵌入中,它消除了批量处理细胞图像引起的噪声,并增强了药物再利用的信号。最近,DeepMind 开发了一种新颖的 AI——AlphaFold,可以使用基因组数据预测 3D 蛋白结构。2018 年,他们在第 13 届结构预测关键评估(critical assessment of structure prediction,CASP)竞赛中获得了第一名,这是一项国际蛋白质折叠预测竞赛。预测蛋白质的 3D 结构在由蛋白质错误折叠引起的疾病的药物发现中发挥着十分重要的作用,例如阿尔茨海默病、帕金森病、亨廷顿病和囊性纤维化。

除了药物发现,人工智能还涉足临床试验的以下领域:治疗依从性监测、真实世界环境中患者预后的预测以及临床试验结果的预测。治疗依从性是降低治疗效果和增加医疗保健系统负担的关键因素。AI 面部识别技术与智能手机一起用于开发医疗助手,以协助患者进行口服治疗并提高治疗依从性。一项小型研究表明,使用这样的 AI 平台可以使治疗依从性提高 50%。但是,在随机临床试验中应谨慎考虑改善依从性以及是否可能导致安慰剂效应增加,这可能是神经科学研究需要解决的问题。除了监测和提高治疗依从性外,AI 还可以基于 EHR 帮助医生更好地治疗患者,在真实世界环境中预测患者的治疗结果。EHR 具有丰富的患者结构化和非结构化健康数据,例如生物标记信息、实验室检测结果、疾病诊断、用药史、疾病史、护士记录和医生记录。由于要建模的数据类型不同,因此 AI 在 EHR 数据集成和分析中起着核心作用。例如,研究人员能够准确预测住院患者的治疗结果,如诊断、死亡率、住院时间和 30 天内再入院率,其准确度范围为 75%~94%,基于超过 460 亿数据点的 20 万人 EHR 的曲线下面积(area under the curve,AUC)。另一个例子是,基于 AI 方法的肿瘤组织分析比人类专家能够更好地预测患者 5 年疾病特异生存率。但是,由于潜在的人群差异、混杂效应、数据缺失和安慰剂效应,在临床试验中应谨慎使用 EHR 和 AI 来预测患者结局,并且在研究前可能需要调整预测,为临床试验设计和决策提供信息。除了在真实世界环境中预测患者结局外,AI 还基于转录组数据的深度学习分析被应用于预测临床试验结果。由于临床试验中的高失败率,预测产品在临床试验中的成功率,可以降低临床试验失败率和总体药物研发成本。例如,基于深度学习方法,转录组数据可用于预测药物副作用和替代药物疗效的药物诱导通路激活。然后将结果输入到分类模型中,以估计药品失败的可能性。这种两阶段方法在预测临床试验结果中提供了 83% 的交叉验证准确性,并且被用于分析多家制药公司的投资组合。

8.2　深度学习方法概述

深度学习是药物研发中最有前途的方法之一,但有关深度学习的文献主要集中在计算机视觉、模型识别等方面的关键突破,它在医学领域的应用还没有被充分研究过。尽管媒体报道了许多医疗应用,例如谷歌将深度学习应用于糖尿病视网膜病变的检测,但仍未对用于药物研发的深度学习技术进行重大探索。

以药物研发为重点,我们将研究深度学习方法的前景,并从生物统计学的角度提供深度学习的新观点,明确它可以为当前的实践带来哪些益处,并讨论当面临与传统的深度学习应用完全不同的任务时,有什么使深度学习成功应用的秘诀。

8.2.1　为什么选择深度学习

在发现和试验新疗法的过程中融入技术的新时代，有许多基本的建模问题需要解决。第一个问题是应如何准确地模拟药物治疗与人体之间的相互作用。由于人体生物学机制的复杂性，一直很难基于药理学专业知识提出正确的参数模型。第二个问题是应如何预测治疗对每个患者的益处。一刀切的疗法在医疗保健中很少存在，因为患者是独特的，他们对治疗的反应可能存在异质性。第三个问题是如何充分利用医疗保健中生成的大数据中的全部信息来为药物研究提供信息。最近，EHR 系统的迅速应用为研究人员提供了大量潜在的非结构化观测数据。如果进行适当建模，则数据有可能为药物研发做出更明智的决策。

深度学习通过级联、嵌入和连接相同的单元（例如节点、层和网络），使非线性关系和变量之间的交互具有无限的复杂性。这种结构灵活性还为建模非结构化数据和结构化数据打开了大门。第 8.4 节中的示例演示了在没有工程特征的情况下如何将病史和医生记录合并到建模中。

随着个性化药物需求的不断增长，传统的参数化建模框架难以在建模过程中仅使用有限数量的患者数据来识别不同的治疗效果。这是由于参数模型的局限性导致，其中必须明确设置变量之间的相互作用及其函数形式。相反，由于模型的复杂性，深度学习可以从数百万或数十亿个数据点中提取信息。

8.2.2　什么是深度学习

深度学习是以前神经网络方法类的重命名，它的新工程技巧可以使网络优化更快更好。神经网络是模仿人类大脑功能的人工神经元网络，信息在一个神经元中被处理后从一个神经元传递到多个神经元。传输过程是单向的。图 8.1 显示了一个仅具有一个隐藏层的简单前馈神经网络。预测变量 x_1 和 x_2 在输入层，输入层的每个神经元代表一个输入变量。

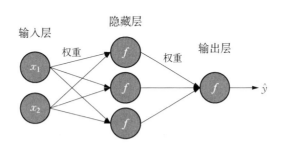

图 8.1　一个隐藏层的简单神经网络图示

数据以加权方式流入隐藏层，并通过称为激活函数的函数 f 进行转换，该函数将加权输入转换为输出。来自隐藏层中每个神经元的输出之后以加权方式流入输出层，在通过激活函数 f 转换后，响应变量被预测为 ŷ。通常，函数 f 是输入变量加权和的非线性函数。如果 f 是线性函数，则隐藏层是多余的，神经网络变为线性回归模型。随着隐藏层增多，深度学习有可能对输入与输出之间的复杂交互和非线性关系进行建模。

  深度学习的设计与传统的建模思维模式不同,因为该模型可以轻松地拥有比样本数量更多的参数,如果不适当进行标准化,这可能会导致过拟合的问题。深度学习模型的优化依赖于几种最新开发的技术。有更多参数的优点是,只要输入和输出之间的关系是一个光滑的有界函数,就可以通过深度学习模型自动进行工程特征设计,而无需人工干预。这与传统的参数模型有很大的不同,传统的参数模型通常在数据输入模型之前进行手动工程,例如对数转换。

  构建前馈神经网络需要明确神经网络的 5 个关键元素:输入层的变量、每层的神经元数量、激活函数、层数、在输出层中要预测的响应变量。这 5 个元素如图 8.2 所示。

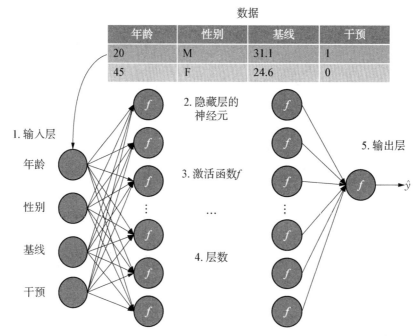

图 8.2 前馈神经网络的五个关键元素

  图 8.3 为 6 个常用的激活函数。通常需要比较不同激活函数的性能,以针对每个问题选择最佳的激活函数。

8.2.3 什么才是好的深度学习应用

  深度学习框架的工程灵活性和平台的可访问性(例如 Tensorflow 和 Pytorch)构成了蓬勃发展的深度学习社区。在学术界和工业界,都有各种类型在其专业领域取得成功的深度学习应用,包括 CNN、递归神经网络(recurrent neural network,RNN)、长短期记忆(long short-term memory,LTSM)等。实际上,对于初学者而言,选择正确的神经网络类型已然是很棘手的问题,更不用说对最终性能至关重要的调整结构和超级参数了。本节列出了对于深度学习应用的几个至关重要的点。

  首先,优秀的深度学习框架始终具有适合应用的特殊设计。CNN 在图像识别方面

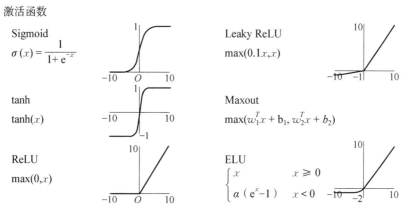

图8.3　六个常用的激活函数

表现出超强大的功能，RNN在自然语言处理方面取得了成功，而LTSM在一段时间内主导着时间序列建模。这些方法成功的背后是其利用数据结构的直观设计。8.4节中将详细介绍我们的研究。我们选择改进后的CNN，因为它适用于患者的重复测量，并反映了患者疾病进展的轨迹。

其次，一个好的应用通常在模型复杂度和拟合能力之间取得平衡。足够深入和广泛的神经网络模型可以对预测变量和结果之间无限数量的复杂关系进行建模。但是，这种复杂的模型是否可以在一定时间段内通过一定数量的观测值收敛为稳定的解决方案，这个问题很难解答。此外，过于复杂的模型会导致过度拟合或给超级参数调整带来困难。经验丰富的深度学习建模者并不总是追求最深或最复杂的结构，通常他们会选择适合该应用程序的模型。在我们的研究中，考虑到数据集的嘈杂性以及可供我们使用的计算资源，我们最终选择了不是最复杂的CNN。

最后，一个可靠的超参数调谐框架通常是良好的深度学习应用的重要组成部分。参数调谐是神经网络的关键组成部分，这对于找到过拟合和欠拟合之间的平衡点至关重要。调整框架工作过于复杂可能给系统带来沉重负担，并阻碍应用程序的进展。在我们的研究中，我们将大多数参数设置为默认值，并通过网格搜索调整了丢弃率和L2惩罚系数。结果表明，调整量足以发挥CNN模型的潜力。

8.3　临床大数据简介：电子健康记录

8.3.1　分析EHR的挑战

尽管EHR数据集具有潜力，但充分利用其丰富的信息仍存在挑战。困难来自EHR数据集的观察性质和复杂的数据收集过程。各种问题可以分为3类，即数据混乱、丢失和混杂问题。

与通常在严格模式下收集的实验数据相比，EHR数据集通常更容易出错。在导致这种问题的众多因素中，缺乏协调可能是最突出的因素。EHR数据集通常是出于与研究无关的目的而收集的，在最终被研究机构购买之前，它们通常会经过多个代理商,终端用户和数据收集者之间无法进行质量控制和信息共享,这是最大的困难。测量值有时会以不同的单位记录,或相同的单位但小数点分隔符的位置不正确。此外,还有药物拼写错误、大写字母和缩写词的样式不一致以及分阶段的处方排列不同等问题。

EHR 数据集经常存在严重的缺失,即使高质量的数据也不能排除缺失。例如,医师根据患者的病情开出的检查处方,对于大多数患者来说自然会缺少许多检测结果。对于那些具有某些检测结果的人,不能保证在患者的整个生命过程中都将不断更新该检测结果。因此,通常所有临床科室的数据大约有 90% 的测量值是缺失的。8.4 节中将解决这一问题。

EHR 数据集中的混杂问题很容易被忽略。实际上,对于任何因果关系研究,混杂的存在可能是最严重的缺陷。医师根据患者的病情开出处方,造成自然混杂,即患者所接受的处方部分取决于患者的状况,这通常会导致扩大治疗效果。在第 8.4 节中,我们提出了一种策略以合并尽可能多的信息,减轻混杂的问题。

8.4 使用深度学习分析电子健康记录的案例研究

为了证明深度学习技术在药物研发中的应用,我们使用 EHR 数据集研究糖尿病患者对 SGLT-2 抑制剂的反应,研究的目的是识别具有 SGLT-2 抑制剂效应异质性的亚群体。了解这类亚人群有两个益处。首先,未来的药物研发可以针对这些新发现的亚群,这些亚群对现有疗法没有足够反应。其次,制药公司可能会调整药物的营销策略,强调对特定亚群的特殊影响。

使用的数据集是高质量的 EHR 数据集,共有 400 万患者和 2.54 亿次就诊数据,还包含 30 万种药物、手术、病史、主诉、实验室检测和诊断等其他信息。

该数据集内容丰富,存在诸多机会和前所未有的挑战。除了数据大小带来的所有困难外,如何利用这些原始数据和非结构化数据则更加困难。由于缺少 ICD-9/ICD-10 编码,诊断信息可能未录入。由于药物术语表之间交叉映射的缺失,药物无法正确归类或者很难归类。纵向数据(尤其是病史)中条目缺失的比例高。错别字和错误的单位还会增加异常值的数量。另外,还有一些未分类的观察结果和医生记录,考虑到数据的大小,这些数据无法人工编码。

本章节阐述如何通过适当设计的具有附加功能的 CNN 来应对这些挑战。通过设计的 CNN 预测两个结局变量的能力来检验其有效性,一个是连续终点——体重指数(body mass index,BMI),另一个是生存终点——心血管事件。我们基于最准确预测结果的 CNN,随后采用虚拟孪生策略来识别亚群。

8.4.1 糖尿病患者的匹配

EHR 数据集较大,具有不同的健康状况和疾病进展的患者,在不同时期存在重复测量,因此需要额外调整以减轻混杂。我们使用的匹配模型是根据相同数据集从先前的研究得出的倾向得分模型。将具有特定条件的二甲双胍处方的患者选入治疗组,将倾向值属于同一层的其他患者选为对照组。

应该注意的是，通常不需要以较小的样本大小为代价进行额外的匹配。在本研究中，它用作违反可忽略性假设的预防策略，实际上，考虑到本研究中包含的措施数量，这种可能性不大。

8.4.2 EHR数据的卷积层

本节中提出的CNN采用两步法设计。第一步，基于EHR的结构设计卷积层。第二步，为每个结局变量特别设计输出层。层数本质上是一个超参数，由最终模型的性能决定。

以基于事件的结构组织EHR数据集。对于患者的每次就诊，仅记录基于就诊活动的相关数据。手动编码了39种预测因子，包括人口统计学特征、以往实验室检测［血红蛋白（hemoglobin，Hb）A1c、估计肾小球滤过率（estimated glomerular filtration rate，EGFR）、BMI、低密度脂蛋白（low-density lipoprotein，LDL）、高密度脂蛋白（high-density lipoprotein，HDL）、舒张压（diastolic blood pressure，DBP）、收缩压（systolic blood pressure，SBP）］和历史性心血管事件（心力衰竭、冠状动脉疾病、心肌梗塞、周围血管疾病）。这些变量的选择主要基于以往相同数据集的研究。对于每个预测变量，可能会有29个季度的重复测量值，尽管在大多数季度中这些测量值通常都缺失。

因此，对于每个患者，都有一个二维矩阵，其中X维度长度为21，代表季度；Y维度长度为39，代表预测变量的值。

在图像识别设置中，可以将此21×39矩阵视为图像。我们的CNN包含2个卷积层，每层包含60个大小为4×39的滤波器，因为每个预测变量的季度度量的轨迹都很重要，但预测变量的顺序无关紧要。步长大小设置为1季度。过滤后的最大池化步长为2季度。在卷积层之后有4个全连接层，每层有200个神经元，丢弃率为0.5。CNN完整结构如图8.4所示。

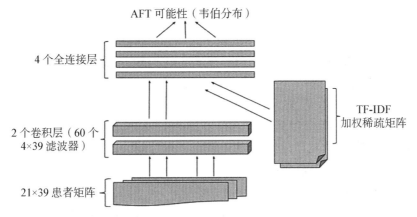

图8.4 患者矩阵和词频–逆文档频率（term frequency-inverse document frequency，TF–IDF）加权文本的CNN

由于本研究的数据集的大小和研究范围，参数和网络结构是根据经验确定。毋庸置疑,进一步的超参数调整可以提高模型的性能。

8.4.3　非结构化数据的文本信息

为充分利用此数据集中的价值,非结构化数据不能忽视。我们将文本分析与 CNN 相结合,以进一步全面利用数据。从未分类的观察值和医生记录中,我们提取出排名前 1 000 位的医学关键词,并为每位患者计算其 TF-IDF 权重。根据公式,在文档中多次出现的关键字将具有较大的权重,而在文档中出现次数较少的关键字将具有较小的权重。结果显示,与每个患者相关的所有关键字的总权重为 1 000 个向量长度。然后将这些权重向量完全连接到第一个全连接层,从中它们将与卷积层的输出进行交互。

8.4.4　缺失数据的填充

在前面的章节中,我们解释了如何使用患者测量值矩阵来构建 CNN。只有当矩阵的缺失项得到正确处理时,矩阵才构成 CNN 的有效输入。除了我们在 8.4 节中提到的几种缺失机制外,矩阵的构建还会导致更多的缺失值,因为所有随时间变化的测量都需要在所有周期进行重复测量。在我们的案例中,患者经常有超过 50% 的缺失条目,因此我们必须精心选择缺失数据处理的策略。

有几种处理缺失数据的策略,包括前向/后向填充、多重填充、离散化和矩阵填充。本节中将简要讨论这些策略。

前向/后向填充是处理时间序列或纵向数据中缺失数据的常用方法。前向填充需要采用末次观察值来填充所有缺失的条目。同样,向后填充始终会搜索下一个观察值以填充缺失的条目。它们的优点在于简单,涉及任何形式的建模,因此可以高效地执行,缺点是无法跨变量共享信息,因为所有填充都是针对每个变量分别进行的。同样,在我们的案例中,一些患者的观察值较少,因此他们的两个特定类型的观察值可以间隔数月甚至数年的缺失。在这种情况下,前向/后向填充不再是好的策略。

多重填充是医学研究中非常流行的统计建模方法。为具有缺失的每个变量设计统计模型,通常使用该存在缺失的变量的观察值作为输出变量,其他变量作为协变量。在随机缺失(missing at random,MAR)的假设下,此策略依赖于来自观察到的人群信息来估算未观察到的人群。存在多个缺失变量的事实导致了多重填充的实践,生成的填补后数据集可以应对随机起点的变化。所有后续建模都需要在所有数据集上进行复制,并且需要对它们的结果进行汇总。CNN 的每一次运行都要花费数小时,无法将结果复制到数百个数据集上,因此,我们没有选择多重填充。

矩阵填充是机器学习和信号处理中的一个概念。该算法最初旨在恢复稀疏量化矩阵,该算法会填充缺失的条目,使所得的矩阵在所有可能的选择中均具有最低等级。在数学上,最低等级通常表示最高阶,即矩阵包含来自变量交互的大多数信息。有研究表明,当缺失为 MAR 时,这种方法可用于缺失数据填充。计算方面,可以使用凸式优化程序。因为矩阵填充计算效率高,并且能够恢复可能仅占所观察条目的 1% 的矩阵,适合处理大量患者稀疏测量值的需求,所以,本研究使用它处理缺失数据。

8.4.5　连续终点:HbA1c,BMI

由于糖尿病患者经常患有肥胖症,BMI 已成为衡量糖尿病进展的重要指标。为了评估所提出的网络结构的效度,在给定预测因子的情况下测试其预测 BMI 的能力。

尽管这是一个典型的回归问题,但由于此数据集中的缺失和 EHR 数据的嘈杂性,很难预测 BMI。因此纳入了几种方法进行比较,包括普通最小二乘(ordinary least-squares,OLS)回归、随机森林(random forest)、简单的深度神经网络(deep neural network,DNN)方法以及带有 TF-IDF 加权文本的 CNN。OLS 和随机森林是统计和机器学习领域中常被使用的典型回归方法。受本研究范围的限制,我们不涵盖这些方法的详细信息。简单的 DNN 方法使用季度重复测量来共享同一组预测变量。唯一的区别是 DNN 不会在数据上施加任何卷积层。相反,它使用长度为 819(21×39)的压平向量作为输入层,有 10 个全连接层,每层有 400 个神经元。丢弃率与 CNN 方法相同。表 8.1 显示了这些方法基于五重交叉验证的 R^2。

表 8.1 表明了预测糖尿病患者 BMI 的难度,所有方法的 R^2 约为 0.5。经典的 DNN 并没有打败随机森林,而随机森林在噪声环境中是非常稳健的。然而,在本例中 CNN 方法在解释力度方面实际上有 2% 的改进,这意味着除了预测值本身之外,预测者的值的轨迹也有助于预测。此外,添加文本信息可以提升 1% 的解释力度。这验证了文本包含关于病人的额外信息的假设,但这种边际改善并不能说明训练时间的增加和模型的复杂性之间的相关性。

表 8.1 各种方法的 R^2

方法	R^2
OLS	0.46
随机森林	0.51
DNN	0.51
CNN	0.53
带有 TF-IDF 加权文本的 CNN	0.54

注:R^2,可决系数(又称确定系数)。R^2 越高,模型拟合优度(即回归方程所能解释的因变量变异性的百分比)越高。

8.4.6 生存终点:MACE

我们使用反向传播解决了参数优化问题,理论上,它可以适用于任何微分损失函数的组合。从连续终点到生存终点并不是很难。网络结构不需要任何修改,只是输出层从最小平方损失变为生存损失。在这里,我们选择加速失效时间(accelerated failure time,AFT)模型而不是 Cox 模型,因为后者仅使用无事件的观测值,仅占总人群的 4.47%。为了简化问题,我们假设事件时间遵循韦伯分布。在 CNN 模型的输出层中,损失函数是 Weibull 分布的对数似然函数,固定值 k=2,λ 是输出层中所有神经元的线性组合。

与上一节类似,在比较中还有线性 AFT 模型、DNN、CNN 和带有文本信息的 CNN。随机森林之所以被排除在外,是因为将基于树的方法用于生存分析不够直接。表 8.2 显示了各种方法对应的 AUC、一致性((即模型预测正确的比例))和在心脑血管患者群体中的一致性表现。作为参考,著名的弗雷名汉风险评分对患者不良事件预测的准确性只有 0.69。从该表可以得出几个结论：第一，区分心血管病人和非心血管病人是比较容易的；第二，区分高危心血管病人和低危心血管病人比较困难；第三，DNN/CNN 能更准确地预测病人在特定时间内是否会发生心血管不良事件。

表 8.2　各种方法的 AUC、一致性和心血管疾病患者的一致性

方法	一致性	心血管病患者的一致性	平均 AUC
线性 Cox 模型	0.73	0.49	0.67
DNN+AFT	0.76	0.49	0.75
CNN+AFT	0.76	0.52	0.77
CNN+AFT+文本	0.77	0.54	0.78

8.4.7　虚拟孪生方法

前面我们演示了如何构建功能强大的机器学习框架来预测多个终点。这样的框架非常重要，可以帮助医生评估新患者的疾病进展。但前面未揭露它与药物研发的联系。在本节中，我们使用虚拟孪生方法介绍我们的解决方案。

对观测数据进行因果推论一直具有挑战性，尤其是在数据集涉及较长时间段、多个来源以及可能不同的数据收集范围时。然而，大多数 EHR 数据集都是这种情况。因此，需要进行严格的设计，以避免基于虚假相关性得出结论。本研究中使用的框架使我们能够讨论药物的因果关系和结局，原因有两个。首先，CNN 模型具有近似估算治疗与患者状况之间任何形式的相互作用的能力。与传统的参数模型相比，它捕获异质性要好得多。在传统的参数模型中，函数形式的选择在是否存在模型误定方面起着非常重要的作用。其次，EHR 数据集包含丰富的患者信息，并且神经网络通过将原始文本信息纳入模型来利用这些信息。因此，一般来说，我们将在本研究中做出的某些关键假设（如可忽略性假设 1）更可能成立。

基于拟合模型，我们可以通过插入两个患者矩阵来估计特定患者的个体治疗效果，这两个患者矩阵唯一的区别是用药记录。然后，结果之间的相应差异构成了将药物从一种更换为另一种的效果的估计。在这项研究中，这种解释依赖于可忽略性假设，在每个患者收集的信息量一定的情况下，这种假设成立。图 8.5 显示了该过程的逻辑。

注意，个体治疗效果不应被解释为假设患者服用另一种药物会发生什么的可靠指示。尽管控制了偏倚，但由于 EHR 数据集的嘈杂性，我们的估计仍有很大的偏差。尽管如此，估计的个体治疗效果可以集体使用，例如，可以通过对所有个体的个体治疗效果（individual treatment effect，ITE）求平均值来估计平均治疗效果（average treatment effect，ATE），或者可以估计亚人群的 ATE。基于决策树的方法可以通过自动识别 ATE 显著高于或低于总体 ATE 的子种群来为后者服务。

使用 EHR 数据集上的虚拟孪生框架，我们研究了使用二甲双胍药物与非二甲双胍药物的效果，首先，根据定制的 CNN 估算个体治疗效果，其次，使用回归树来确定亚组。从患者库中，我们获得了一些具有效果异质性的亚组，图 8.6 总结了其中的一部分。从

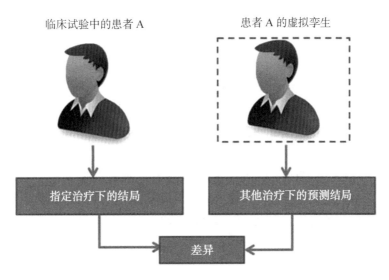

图 8.5　虚拟孪生的个体治疗效果

树结构可以推断出，大多数分割与人口统计信息（例如年龄）或重要检测量（例如 LDL、HDL 或 BMI）相关。当然，这些模式需要进一步验证才能在实践中使用。

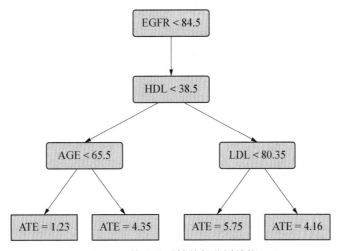

图 8.6　效果异质性的部分树结构

8.5　云计算简介

在本节中，我们将简要讨论深度学习应用程序的基础架构。有关基础架构的决策应始终根据目标用例和可用预算做出。

8.5.1　为什么要使用云计算

云计算市场为什么能够价值 2 000 亿美元？根据 GartnerForecasts（2018）的数据，到 2020 年，软件即服务（software as a service，SaaS）、基础设施即服务（infrastructure as a service，IaaS）、平台即服务（platform as a service，PaaS）的总和将增长到 4 000 亿。云

服务的几个独特优势支持它被快速采用，这些优势是传统计算平台无法替代的。

首先，迁移到云端是一种节省成本的策略。小型企业通常无法利用尖端技术来投资和维护大型基础设施。迁移到云端是无资本支出且操作敏捷的选择，这对小型公司的现金流尤其有利。当一项业务尚未成为公司关注的焦点时，最好在云上进行尝试，以便可以根据市场反馈扩大规模或缩小规模。

其次，云平台可以促进公司内部的协作和创新。多个团队可以随时随地访问、编辑和共享文档，可提高生产率。基于云的工作流、文件共享和文件管理使协作完全可视化。更重要的是，云服务提供商正在云上构建更多的服务，例如机器学习应用程序和开源软件，以便对探索最先进技术有共同兴趣的团队可以轻松共享他们的发现。

此外，云平台还可以通过提供诸如安全性、灾难恢复、自动软件更新和系统监测之类的服务来减少维护工作。这些服务可以减少大量的 IT 成本。

8.5.2　如何选择云服务

主要有三个云服务提供商，它们拥有大部分市场份额和增长。亚马逊的亚马逊网络服务（Amazon Web Services，AWS）已成为该领域的首个参与者，并占领了近 40％ 的市场。去年，来自 Microsoft 的 Azure 增长速度最快。尽管谷歌的谷歌云平台（Google Cloud Platform，GCP）目前的表现无法与其他两个媲美，却是强大的挑战者。

现在，AWS 在市场上明显领先。AWS 的创新和新功能发布的速度是其他任何公司所无法比拟的。其云服务价格便宜，易于安装。大规模 AWS 用户群带来了更多数据，这些数据可用于改善服务和增加收入以扩展团队。AWS 蓬勃发展的生态系统最终使其成为任何想要试用云服务的人的默认选择。

另一方面，Azure 专注于特定的用例，并且在某些领域优于 AWS。例如，他们对 .Net Framework 和 SQL 数据库的支持超出了 AWS 目前可以实现的范围。此外，Microsoft 成功地利用了与企业用户合作的经验，使 Azure 更具吸引力。毫无疑问，公司会因 Office 生态系统选择 Azure 而非 AWS。Azure 在混合云服务方面也处于领先地位，这是企业不愿将所有数据上传到云上的关键因素，因此需要在私有云和公共云之间架起桥梁。

谷歌及其母公司 Alphabet 在媒体上的曝光率很高，因此在类似的比较中从未排除 GCP。与 Azure 相似，GCP 也一直在尝试利用自身的优势（即 Google 在机器学习和 AI 方面的领先地位）来确保一定的市场份额。据称，在图像识别、语音支持和数据库应用程序方面，GCP 提供了比 AWS 和 Azure 更好的服务。预计从长远来看，GCP 可能会巩固其在市场第三的位置。值得一提的是，由于对个人帐户的更好支持以及与开放源机器学习平台（如 TensorFlow）的关联，GCP 拥有大量个人用户。

我们的应用程序在具有 8 个 GPU 的 AWS EC2 实例（p3.16xlarge）上运行。对于较大的深度学习应用程序，必须选择具有多个 GPU 的实例，这样训练时间才不会成为探索网络结构和参数调整的障碍。相反，对于较小的深度学习应用程序，具有单个 GCU 的实例可以降低成本以及代码复杂度。

参考文献

1. Abadi, M., Barham, P., Chen, J., Chen, Z., Davis, A., Dean, J., Devin, M., Ghemawat, S., Irving, G., Isard, M., et al. 2016. Tensorflow: a system for large-scale machine learning. In 12th {USENIX} Symposium on Operating Systems Design and Implementation ({OSDI} 16), 265 - 283.
2. Alom, M. Z., Taha, T. M., Yakopcic, C., Westberg, S., Sidike, P., Nasrin, M. S., Van Esesn, B. C., Awwal, A. A. S. and Asari, V. K. 2018. The history began from lexNet: a comprehensive survey on deep learning approaches. arXiv preprint rXiv: 1803.01164.
3. Artemov, A. V., Putin, E., Vanhaelen, Q., Aliper, A., Ozerov, I. V., and Zhavoronkov, A. 2016. Integrated deep learned transcriptomic and structure based predictor of clinical trials outcomes. bioRxiv, p. 095653.
4. Arulkumaran, K., Cully, A., and Togelius, J. 2019. Alphastar: an evolutionary computation perspective. arXiv preprint arXiv: 1902.01724.
5. Bansal, T., Pachocki, J., Sidor, S., Sutskever, I., and Mordatch, I. 2017. Emergent complexity via multi-agent competition. arXiv preprint arXiv: 1710.03748.
6. Bennett, C. C., Doub, T. W., and Selove, R. 2012. EHRs connect research and practice: where predictive modeling, artificial intelligence, and clinical decision support intersect. Health Policy and Technology, 1(2), 105 - 114.
7. Bojarski, M., Del Testa, D., Dworakowski, D., Firner, B., Flepp, B., Goyal, P., Jackel, L. D., Monfort, M., Muller, U., Zhang, J., et al. 2016. End to end learning for selfdriving cars. arXiv preprint arXiv: 1604.07316.
8. Bychkov, D., Linder, N., Turkki, R., Nordling, S., Kovanen, P. E., Verrill, C., Walliander, M., Lundin, M., Haglund, C., and Lundin, J. 2018. Deep learning based tissue analysis predicts outcome in colorectal cancer. Scientific Reports, 8(1), 3395.
9. Chen, C. L., Mahjoubfar, A., Tai, L.-C., Blaby, I. K., Huang, A., Niazi, K. R., and Jalali, B. 2016. Deep learning in label-free cell classification. Scientific Reports, 6, 21471.
10. Chen, H., Engkvist, O., Wang, Y., Olivecrona, M., and Blaschke, T. 2018. The rise of deep learning in drug discovery. Drug Discovery Today, 23(6), 1241 - 1250.
11. Chetlur, S., Woolley, C., Vandermersch, P., Cohen, J., Tran, J., Catanzaro, B., and Shelhamer, E. 2014. cuDNN: efficient primitives for deep learning. arXiv preprint arXiv: 1410.0759.
12. Csáji, B. C. 2001. Approximation with artificial neural networks. Faculty of Sciences, Etvs Lornd University, Hungary, 24, 48.
13. Deng, J., Dong, W., Socher, R., Li, L.-J., Li, K., and Fei-Fei, L. 2009. Imagenet: a largescale hierarchical image database. In 2009 IEEE Conference on Computer Vision and Pattern Recognition, IEEE, pp. 248 - 255.
14. Dopico, M., Gomez, A., De la Fuente, D., García, N., Rosillo, R., and Puche, J. 2016. A vision of industry 4.0 from an artificial intelligence point of view. In Proceedings on the International Conference on Artificial Intelligence (ICAI), 407.

15. Esteva, A., Kuprel, B., Novoa, R. A., Ko, J., Swetter, S. M., Blau, H. M., and Thrun, S. 2017. Dermatologist-level classification of skin cancer with deep neural networks. Nature, 542 (7639), 115.

16. Evans, R., Jumper, J., Kirkpatrick, J., Sifre, L., Green, T., Qin, C., Zidek, A., Nelson, A., Bridgland, A., Penedones, H., et al. 2018. De novo structure prediction with deeplearning based scoring. Annual Review of Biochemistry, 77, 363 – 382.

17. GartnerForecasts. 2018. Gartner forecasts worldwide public cloud revenue to grow 17. 3 percent in 2019. https://www. gartner. com/en/newsroom/press-releases/2018-09-12-gartner-forecasts-worldwide-public-cloud-revenue-to-grow-17-percent-in-2019

18. Gulshan, V., Peng, L., Coram, M., Stumpe, M C., Wu, D., Narayanaswamy, A., Venugopalan, S., Widner, K., Madams, T., Cuadros, J., et al. 2016. Development and validation of a deep learning algorithm for detection of diabetic retinopathy in retinal fundus photographs. JAMA, 316(22), 2402 – 2410.

19. Harrell, F. and Lazzeroni, L. 2018. EHRS and RCTS: outcome prediction vs. optimal treatment selection. https://www. fharrell. com/post/ehrs-rcts/

20. Haselton, T. 2018. Google's assistant is getting so smart it can place phone calls and humans think it's real. https://www. cnbc. com/2018/05/08/googles-assistantwill-soon-place-phone-calls-to-book-appointments. html

21. He, K., Zhang, X., Ren, S., and Sun, J. 2015. Delving deep into rectifiers: surpassing human-level performance on Imagenet classification. In Proceedings of the IEEE International Conference on Computer Vision, pp. 1026 – 1034.

22. Hu, J., Shen, L., and Sun, G. 2018. Squeeze-and-excitation networks. In Proceedings of the IEEE Conference on Computer Vision and Pattern Recognition, 7132 – 7141.

23. Iuga, A. O. and McGuire, M. J. 2014. Adherence and health care costs. Risk Management and Healthcare Policy, 7, 35.

24. Krittanawong, C., Zhang, H., Wang, Z., Aydar, M., and Kitai, T. 2017. Artificial intelligence in precision cardiovascular medicine. Journal of the American College of Cardiology, 69 (21), 2657 – 2664.

25. Krizhevsky, A., Sutskever, I., and Hinton, G. E. 2012. ImageNet classification with deep convolutional neural networks. Advances in Neural Information Processing Systems, 1097 – 1105.

26. Labovitz, D. L., Shafner, L., Reyes Gil, M., Virmani, D., and Hanina, A. 2017. Using artificial intelligence to reduce the risk of nonadherence in patients on anticoagulation therapy. Stroke, 48(5), 1416 – 1419.

27. LeCun, Y., Bengio, Y., and Hinton, G. 2015. Deep learning. Nature, 521(7553), 436.

28. Li, L., Zheng, N.-N., and Wang, F.-Y. 2018. On the crossroad of artificial intelligence: a revisit to Alan Turing and Norbert Wiener. IEEE Transactions on Cybernetics, 49(10), 3618 – 3626.

29. Ma, W., & Chen, G. H. (2019). Missing Not at Random in Matrix Completion: The Effectiveness of Estimating Missingness Probabilities Under a Low Nuclear Norm Assumption. In Advances in 33rd Neural Information Processing Systems, 4900 – 14909.

30. Marblestone, A. H., Wayne, G., and Kording, K. P. 2016. Toward an integration of deep

learning and neuroscience. Frontiers in Computational Neuroscience, 10, 94.

31. Marr, B. 2016. What is the difference between deep learning, machine learning and AI? https://www. forbes. com/sites/bernardmarr/2016/12/08/what-is-thedifference-between-deep-learning-machine-learning-and-ai/6c3ea33726cf

32. Mehta, N. and Devarakonda, M. V. 2018. Machine learning, natural language programming, and electronic health records: The next step in the artificial intelligence journey? Journal of Allergy and Clinical Immunology, 141(6), 2019 – 2021.

33. Miotto, R., Li, L., Kidd, B. A., and Dudley, J. T. 2016. Deep patient: an unsupervised representation to predict the future of patients from the electronic health records. Scientific Reports 6, 26094.

34. Nelson, G., Saunders, A., and Playter, R. 2019. The PETMAN and Atlas robots at Boston Dynamics. Humanoid Robotics: A Reference, 169 – 186.

35. Polacco, A. and Backes, K. 2018. The Amazon Go concept: implications, applications, and sustainability. Journal of Business & Management, 24(1).

36. Rajkomar, A., Oren, E., Chen, K., Dai, A. M., Hajaj, N., Hardt, M., Liu, P. J., Liu, X., Marcus, J., Sun, M., et al. 2018. Scalable and accurate deep learning with electronic health records. NPJ Digital Medicine, 1(1), 18.

37. Rajkumar, R., Lee, I., Sha, L., and Stankovic, J. 2010. Cyber-physical systems: the next computing revolution. In Design Automation Conference, IEEE, 731 – 736.

38. Schweb, K. 2016. The fourth industrial revolution: what it means, how to respond. https://www. weforum. org/agenda/2016/01/the-fourth-industrialrevolutionwhat-it-means-and-how-to-respond/

39. Silver, D., Huang, A., Maddison, C. J., Guez, A., Sifre, L., Van Den Driessche, G., Schrittwieser, J., Antonoglou, I., Panneershelvam, V., Lanctot, M., et al. 2016. Mastering the game of go with deep neural networks and tree search. Nature, 529(7587), 484.

40. Simm, J., Klambauer, G., Arany, A., Steijaert, M., Wegner, J. K., Gustin, E., Chupakhin, V., Chong, Y. T., Vialard, J., Buijnsters, P., et al. 2018. Repurposing high-throughput image assays enables biological activity prediction for drug discovery. Cell Chemical Biology, 25(5), 611 – 618.

41. Sportisse, A., Boyer, C., & Josse, J. (2020). Imputation and low-rank estimation with Missing Not At Random data. Statistics and Computing, 30(6), 1629 – 1643.

42. Towers-Clark, C. 2019. Big data, IoT and AI, part one: Three sides of the same coin. https://www. forbes. com/sites/charlestowersclark/2019/02/15/big-data-iotand-ai-part-one-three-sides-of-the-same-coin/#ab8281969da6

43. Van Der Heijden, A. A., Abramoff, M. D., Verbraak, F., van Hecke, M. V., Liem, A., and Nijpels, G. 2018. Validation of automated screening for referable diabetic retinopathy with the IDX-DR device in the Hoorn diabetes care system. Acta Ophthalmologica, 96(1), 63 – 68.

44. Victors, M. n. d. Robust deep image embeddings for drug repurposing-Mason Victors, ReWork Health. https://www. youtube. com/watch?v＝mkKIxQMHMy8

45. Welsh, R. 2019. Defining artificial intelligence. SMPTE Motion Imaging Journal, 128 (1),

26 - 32.

46. Young, T., Hazarika, D., Poria, S., and Cambria, E. 2018. Recent trends in deep learning based natural language processing. IEEE Computational Intelligence Magazine, 13(3), 55 - 75.

47. Zou, J. and Schiebinger, L. 2018. AI can be sexist and racist — it's time to make it fair. Nature, 559(7714), 324 - 326.

图书在版编目(CIP)数据

真实世界证据用于药品研发和评估 /(美)杨哈里(Harry Yang),(美)于斌兵(Binbing Yu)
著;李芬,金春林译.—上海:复旦大学出版社,2023.8
书名原文:Real-World Evidence in Drug Development and Evaluation
ISBN 978-7-309-16467-1

Ⅰ.①真… Ⅱ.①杨… ②于… ③李… ④金… Ⅲ.①药品-开发-研究 Ⅳ.①R97

中国版本图书馆 CIP 数据核字(2022)第 194541 号

真实世界证据用于药品研发和评估
[美] 杨哈里(Harry Yang)   [美] 于斌兵(Binbing Yu)   著
李 芬 金春林 译
责任编辑/王 瀛

复旦大学出版社有限公司出版发行
上海市国权路 579 号   邮编:200433
网址:fupnet@ fudanpress.com   http://www.fudanpress.com
门市零售:86-21-65102580   团体订购:86-21-65104505
出版部电话:86-21-65642845
常熟市华顺印刷有限公司

开本 787×1092   1/16   印张 9   字数 197 千
2023 年 8 月第 1 版
2023 年 8 月第 1 版第 1 次印刷

ISBN 978-7-309-16467-1/R·1987
定价:98.00 元

如有印装质量问题,请向复旦大学出版社有限公司出版部调换。
版权所有   侵权必究